科学出版社"十四五"普通高等教育研究生规划教材

中药学/药学研究生系列教材出版工程

中医药统计学专论

MONOGRAPH IN TRADITIONAL CHINESE MEDICINE STATISTICS

何 雁 主编

科 学 出 版 社

北 京

内 容 提 要

本教材立足中医药专业研究生科研需要，从基本统计、试验设计和现代统计3个部分入手，让读者了解数据统计在药物研发和用药规律探索中的辅助作用。使读者学会正确使用统计方法处理数据统计中面临的问题。教材中引用大量实际案例，帮助读者建立统计学的思维模式，本教材结合药学统计学的新要求和新进展，深入阐述了药学研究设计不可或缺的试验设计方法，帮助读者掌握试验设计的前提条件和试验数据分析方法。本教材引入易于掌握的统计软件，方便读者不为烦琐的计算所羁，专注于数据本身的信息获取。

本教材不仅适用于在校的中医药专业研究生使用，也适合从事中医药相关研究的科研工作者阅读使用。

图书在版编目(CIP)数据

中医药统计学专论／何雁主编. --北京：科学出版社，2024. 6. --（科学出版社"十四五"普通高等教育研究生规划教材）. -- ISBN 978－7－03－078740－8

Ⅰ. R2－32

中国国家版本馆 CIP 数据核字第 20243C7T89 号

责任编辑：周　倩　孙翠勤／责任校对：谭宏宇
责任印制：黄晓鸣／封面设计：殷　靓

科学出版社 出版
北京东黄城根北街 16 号
邮政编码：100717
http://www.sciencep.com
南京展望文化发展有限公司排版
上海锦佳印刷有限公司印刷
科学出版社发行　各地新华书店经销

*

2024 年 6 月第 一 版　开本：889×1194　1/16
2024 年 6 月第一次印刷　印张：11
字数：300 000

定价：75.00 元
（如有印装质量问题，我社负责调换）

中药学/药学研究生系列教材出版工程
专家指导委员会

《中医药统计学专论》
编委会

总　序

　　研究生教育处于国民教育体系的顶端,是教育、科技、人才的关键载体,是国家创新体系的重要组成部分,是深入推进科教兴国战略,加快建设教育强国、科技强国、人才强国的重要支撑。党的二十大首次把教育、科技、人才进行"三位一体"统筹安排、一体部署。党的二十大报告中指出,"我们要坚持教育优先发展、科技自立自强、人才引领驱动,加快建设教育强国、科技强国、人才强国",强调要"全面提高人才自主培养质量,着力造就拔尖创新人才",要"深化教育领域综合改革,加强教材建设与管理",为研究生教育改革发展指明了前进方向,提供了根本遵循。

　　教材作为教育教学的基本载体和关键支撑、教育核心竞争力的重要体现、引领创新发展的重要基础,必须与时俱进,为培育高层次人才提供坚实保障。研究生教材建设是推进研究生教育改革、培养拔尖创新人才的重要组成部分。教育部、国家发展和改革委员会、财政部联合印发的《关于加快新时代研究生教育改革发展的意见》(教研〔2020〕9 号)中明确提出,要"加强课程教材建设,提升研究生课程教学质量""编写遴选优秀教材,推动优质资源共享"。中药学、药学专业研究生教育肩负着高层次药学人才培养和创新创造的重要使命。为了进一步做好新时代研究生教材建设工作,进一步提高研究生创新思维和创新能力,突出研究生教材的创新性、前瞻性和科学性,打造中药学、药学研究生系列精品教材,科学出版社邀请全国 12 所中医药院校和中国中医科学院的 13 位中药学、药学专家,组成"中药学/药学研究生系列教材出版工程"专家指导委员会,共同策划、启动了"中药学/药学研究生系列教材出版工程"(以下简称教材出版工程)遴选、审定、编写工作。教材出版工程并入选了"科学出版社'十四五'普通高等教育研究生规划教材"。

　　本教材出版工程包括《中药药剂学专论》《分子药理学》《中药药理研究思路与方法》《药用植物生物技术》《中药分析学专论》《仪器分析专论》《中药化学专论》《现代药物分离技术》《中药监管科学》《中药系统生物学专论》《中药质量评价研究与应用》《中药新药研究与开发》《中药功效研究思路与实践》《中药资源化学专论》《生物药剂学与药代动力学专论》《天然药物化学专论》《药学文献检索》《中药炮制学专论》《中医药统计学专论》《中药药效物质研究方法学》《中药药代动力学原理与方法》《中药鉴定学专论》《中药药性学专论》《中药药理学专论》及《临床中药学专论》(第二版)等核心教材,采用了"以中医药院校为主,跨校、跨区域合作,出版社协助"的模式,邀请了全国近百所院校、研究所、医院及个别药企的中药学、药学专业的 400 余名教学名师、优秀学科带头人及教学一线的老师共同参与。本教材出版工程注重加强顶层设计和组织管理,汇集权威专家智慧,突出精品意识,以"创新培养方式、突出研究属性、关注方法技术、启发科研思维"为原则,着力打造遵循研究生教育发展规律、满足研究生创新培养目标、具有时代精神的高品质教材。

在内容上,本教材出版工程注重研究生个性化需求,从研究生实际需求出发,突出学科研究的新方法、新理论、新技术,以及科研思维。在编写风格上,既有丰富的图表,也有翔实的案例,体现了教材的可读性,大部分教材以二维码的形式呈现数字资源,如视频、知识拓展等,以方便学生自学、复习及课后拓展。

本教材出版工程仍有不少提升空间,敬请各位老师和研究生在使用过程中多提宝贵意见,以便我们不断完善,提高教材质量。

2023 年 12 月

编写说明

随着科学研究技术水平的不断提高，先进仪器、先进设备的使用为科学研究提供了大量的数据，而科学研究结论的获得依赖于数据的正确处理。如何对数据进行科学处理，由部分推断总体，这就构成了统计方法的主要内容。统计方法广泛应用于自然科学、社会科学和工农业生产，也是中医药专业的一门主要基础课。

中药学专业的研究生学习中医药统计学专论课程是非常必要的，但存在两方面问题：一方面，由于中药学的专业特点，研究生的数学基础薄弱，学生学习该课程感到深奥难懂，缺乏信心；另一方面，由于国内目前尚无适用于药学、中药学专业研究生的统计学教材，现有的《医学统计学》《卫生统计学》不可避免地偏重医学临床分析、疾病控制评价等，往往课程学习结束了，学生仍然不会将统计方法正确用于科研工作上。

本教材是根据国家对研究生教育及相关专业研究生专业素质要求编写的，针对药学、中药专业研究生的特点，把以往从数学角度阐述统计问题改为从药学科研问题出发，探索解决问题的方法，以若干专题形式展开教学内容。启发学生理论联系实际，扩大科研视野，捕捉科研课题，培养研究生的创新能力和评判性思维能力。

本教材的讲授需 40~60 学时，可以适合多方面不同层次的读者，并可通过示范性的例子掌握统计方法的应用。

本教材在编写过程中，得到了江西中医药大学的资助及科学出版社的指导和支持，也得到了药学、中药专业硕士生导师和研究生的鼎力协助。近 5 年，接受中医药统计学专论课程教育的研究生提出了许多学习建议，并参与了大量的文字录入工作，在此致以真诚的感谢。

本教材编写目的是希望对中医药学科研工作者的试验设计和数据处理有所裨益。编者只是在帮助药学、中药学研究生快速掌握统计方法方面做了一些尝试，由于编者的水平所限，书中的不当之处，请在使用过程中提出宝贵意见，以便修正。

编　者
2023 年 8 月 16 日于南昌

目　录

第一章
试验数据的统计概述

统计学是以现象的数量特征为研究对象,利用自身特有方法,发现现象固有的规律。统计学经过了 300 多年的发展,形成了统计学的学科体系,产生了各种不同的分支。一般而言,统计学既可以研究自然现象,也可以研究社会经济现象,本教材涉及的统计学主要立足于药学领域对自然现象的研究。

第一节　从维生素的发现看统计学

维生素是人体不可缺少的一种营养素。人类对维生素的认识始于公元前 3500 年左右。当时古埃及人发现夜盲症可以被一些食物治愈,中国传统中医也注意到了夜盲症并找到了解决办法。早在唐朝太宗年间,孙思邈想到医书中有"肝开窍于目"的说法,就在《备急千金要方》中记载了用煮熟的猪肝或羊肝来治疗夜盲症(雀目)。古埃及人和孙思邈从生活经验总结方法,并付诸实践,取得了治疗作用,其中就包含了统计思想的萌芽。

2000 多年前,古罗马帝国的军队远征非洲。长期在沙漠中跋涉的士兵大批病倒,他们的脸色暗黑,全身软弱无力,肌肉和关节疼痛难忍,双脚麻木而不能行走。希波克拉底(Hippocrates)详细描述了这种疾病,用"scurvy"(坏血病,又称维生素 C 缺乏症)命名。1519 年,葡萄牙航海家麦哲伦(Magellan)率领的 200 多人远洋船队历经两年的环球航行,活下来的只有 35 人,有 100 多人死于坏血病。在 17 世纪与18 世纪,坏血病是长途航海的重大健康问题。

1747 年,苏格兰海军医生詹姆斯·林德(James Lind)发现此病与饮食有关。他以 12 位患有坏血病的船员为对象,12 位患者都安排相同饮食,唯一不同的是治疗坏血病的药方。两个患者每天吃两个橘子和一个柠檬,另两人喝苹果汁,其他人是喝食醋、海水或一些其他当时被认为可治坏血病的药物。6 天之后,只有吃橘子、柠檬的两人好转,其他人病情依然。林德判断饮用橘子汁、柠檬汁可以治疗坏血病。在科学史上,林德的试验是首个有确切记载的对照数据组临床试验。这项成果被撰写为论文于1753 年发表,论文首次进行了临床试验与控制试验组数据比较分析,这项研究被视为第一个临床对照试验。为纪念 1747 年 5 月 20 日林德开启了现代临床试验的先河,2005 年世界卫生组织(World Health organization, WHO)将 5 月 20 日定为"国际临床试验日"。

在中国,从 15 世纪中国的郑和多次率领长期航海的记载来看,并未发现有大量船员因长期航行而染上坏血病而死,这说明东方已经知道多备蔬菜和水果预防本病,并用于实践。

脚气病最初见于中国和日本的医学著作里的描述,脚气病首先表现在脚和腿的感觉失去,然后各种各样的躯干水肿、呼吸困难,最后引起心力衰竭。中国唐代大医学家孙思邈就在其著作《备急千金要方》中指出"常服谷皮煎汤防之,即不发",他估计脚气病是只吃精白米所致。

1884 年,日本海军医生高木兼宽(Takaki Kanehiro)观察到,脚气病在低级船员中肆虐,而这些船员经常只吃米饭,而食用西式饮食的军官,却没有脚气病的困扰。在日本海军的支持下,高木兼宽对两艘战列舰的舰员,尝试做了统计学的对照实验:一部分船员只食用白米饭和咸菜,另一部分则食用肉、鱼、大麦、大米和豆类。结果发现仅吃白米的船员中,有 161 人患有脚气病,并有 25 人死亡;而另一组食用复合食谱的船员,仅有 14 例患有脚气病,无人死亡。这使得高木兼宽和日本海军确信饮食是脚气病的成因。

1912 年,波兰籍美国科学家卡齐米尔·丰克(Casimir Funk)查阅夜盲症、脚气病和坏血病大量资料,综合以往的试验数据,统计分析后发现:在天然食物中,有 3 种隐蔽的未知其结构的"辅助因子",缺少这些物质分别会产生夜盲症、脚气病、坏血病。丰克把这 3 种"辅助因子"分别命名为维生素 A、维生素 B、维生素 C。发表了维生素(vitamin)的理论:维生素是人体不可缺少的营养素,是维持人体正常代谢的重要因素;当人体缺乏维生素时,生长、发育、繁殖就要受到影响,新陈代谢也不能正常进行,严重者会引发其他疾病。

维生素的理论的创立是一个里程碑,它标志着人类对疾病的认识前进了一大步。在此之前,人们一直认为得这些病是因为身体里产生了某些"坏东西",而不是缺了某些"好东西"。基于统计学的对照试验方法和数据特征的概括和总结,提出了维生素的理论,是对发现的再发现,为后来进一步研究"辅助因子"有效物质成分指明了方向。

人体不能自行合成维生素,必须从食物中摄取。在维生素的理论的认同中,随着化学提纯和分析技术的发展,为了满足人们的需求,现在某些维生素也由人工合成,作为预防药物和营养补充剂造福人类。维生素在医学和药物史上占有重要地位,与维生素相关的研究获得了 20 多次诺贝尔奖,目前已知的维生素有 20 余种,维生素的发现并没有完结,表 1-1 是部分维生素提出、分离、合成的时间记载表。

表 1-1　部分维生素发现时间记载表

(中国营养学会. 维生素百年发展史. 人民网-健康·生活. [2017-03-23]. http://health. people. com. cn/GB/n1/2017/0323/c404200-29165004. html[2024-05-29])

维　生　素	提出证据年份	分离成分年份	结构鉴定年份	合成年份
维生素 B₁	1906	1926	1932	1933
维生素 C	1907	1926	1932	1933
维生素 A	1915	1937	1942	1947
维生素 D	1919	1932	1932(维生素 D₂) 1936(维生素 D₃)	1932 1936
维生素 E	1922	1936	1938	1938
烟酸	1926	1937	1937	1867
维生素 B₁₂	1926	1948	1955	1970
维生素 K	1929	1939	1939	1940
泛酸	1931	1939	1939	1940
叶酸	1931	1939	1943	1946
维生素 B₂	1933	1933	1934	1935
维生素 B₆	1934	1936	1938	1939

随着统计学技术的发展和人民对健康的重视,我国众多营养工作者应用统计学工具为维生素科学的发展做出了重要贡献。第二军医大学侯祥川教授是我国著名生化学家和营养学家,1949 年,他因对渡江部队防治核黄素缺乏症流行成绩卓著而荣立一等功。自 20 世纪 30 年代起即与国际同步,他对我国维生素缺乏病的分布、病因、临床表现、防治措施等进行了系统深入的统计学研究。他收集了大量国内病例,最早编著了我国的《营养缺乏症纲要及图谱》,供营养教学广为应用至今。

军事医学科学院营养系主任、军队卫生营养研究所所长王成发教授也是我国著名的生化学家和营养学家。在 20 世纪 50 年代初期率领以顾景范教授为代表的军队营养工作者深入部队,开展了维生素营养状况评价和需要量的统计学研究,并创建了我军的营养供给量标准,为军队的现代化建设做出了重要贡献。他为军队培养了许多营养工作者,后来成为各军兵种、军医大学营养学科的带头人。

中央卫生研究院营养学系研究员陈学存在 20 世纪 50~60 年代对夜盲症、脚气病、核黄素缺乏症和烟酸缺乏症(癞皮病)等进行了大量统计学研究。

医药领域中,药品研发与医疗过程中积累的大量数据,是不容忽视的宝贵资源,数据统计分析是挖掘数据背后隐藏的巨大价值的有力工具,在提升医药关键质量方面,统计学起到促进作用,是提高和控制药品质量及提升治疗效率的因素之一,在现代医药行业中已得到了广泛的验证。所以,掌握相关的统计分析技术,是从事医药研发和医疗管理的必备利器。

第二节 统计学的内涵和作用

很多学过统计学的都在抱怨自己很难走出"一学就会,一用就错,一错就蒙"的怪圈。究其原因,主要是学习统计学时都抱着一副"依葫芦画瓢"的态度,试图"套用统计学方法"来解决面临的问题,而不去多借鉴、多交流、多实践,仔细思考统计学方法的来龙去脉,作为医药研究生,掌握和深刻理解统计学知识是十分重要的。

一、统计学的内涵

统计一词有 3 种含义,即统计工作、统计资料和统计学。统计工作是指调查的实践活动。例如,中国医药统计网(www.yytj.org.cn)进行全国医药工业主营业务收入、年度中国医药工业百强企业等统计。统计资料是统计工作的成果,具体包括统计的数据资料、图表资料和统计分析报告。例如,中国医药统计网发布的《中国医药统计年报》,会公布全年全国医药生产总值的统计数据,相比上一年的增长率。统计学是收集、分析、呈现和解释数据的科学。

统计的 3 种含义之间是紧密联系的,统计资料是统计工作的成果,两者是过程与成果的关系;统计学是统计工作实践经验的总结和理论概括,同时,又反过来从理论和方法上指导统计工作,两者是理论与实践相互促进的关系。

二、统计学的作用

统计学来源于生活,同时也不断地服务于社会。对于医药学研究生,掌握统计学将有以下益处。

(一)统计学是科学的"母亲"和"仆人"

在阅读书刊中,经常会遇到一些统计结果和图表,深刻理解统计学知识,有助于正确理解数据中的含义。说统计学是科学的"母亲",源于统计学对其他学科起着孕育、生产新思想的作用;说统计学是

"仆人",源于统计学是其他学科的工具,随着数字化的进程不断加快,从大量的数据中总结出一些经验规律,为当前的决策提供可靠依据。

例如,第二次世界大战期间,美国政府成立了由数学家组成的"统计学研究小组",为了加强对战机的防护,英美军方调查了作战后幸存飞机上弹痕的分布,发现飞机的机翼被击中最多,而飞行员的座舱和发动机部位被击中最少。很多专家认为应该增强机翼防护。但沃德·亚伯拉罕(Wald Ábrahám)教授却力排众议,指出应该加强防护弹痕少的部位。因为这些关键部位一旦中弹,可能根本就无法返航。后来事实证明沃德教授的推断是正确的。加固后的战机的战损率显著降低。沃德教授之所以被称为统计学家,是因为他在分析数据时,首先考虑到了数据的代表性,不被数据的表面现象所迷惑,仅仅依靠幸存者所做的判断是不科学的,那些被忽视了的牺牲者,会造成统计分析"幸存者偏差"。

(二)用统计数据说话,胜过千言万语

在实际工作中,经常要做登记工作,要填写各种报表,只有积累了有科学价值的资料,才能正确发现隐含的规律。懂得了原始登记与统计结果的密切关系,才能自觉地、认真地把登记工作做好。

众所周知,南丁格尔(Florence Nightingale)不仅是护士的代名词,还是一名出色的统计学家。1854年,克里米亚半岛战争时,南丁格尔应挚友邀请,组织了一队护士小组照料在战争中受伤的英国士兵。南丁格尔自己设计了详细的护理日志,最初只是为了指导医疗救护,使伤员得到最好治疗。南丁格尔在整理分析很多日志档案后,她发现士兵死亡的原因大部分是因为感染疾病,以及重伤士兵得不到及时救护。为了让国会议员更快地理解统计结果,她创造性地使用极坐标饼图,用简洁明了的图示突显了统计结果,打动了当时的维多利亚女王,军队的医事改良的提案才得到支持。后来人们把极坐标饼图称为"南丁格尔玫瑰图"。

(三)统计数据与现象的本质密切结合,才能作出可靠的统计结论

参加科学研究,试验设计是数据整理分析与统计结果的正确表达的核心,尤其在撰写科研论文时,有了正确的试验设计,才可能获得可靠的统计结果。

在我国云南省中甸县城东部的碧塔海畔,每年的5月,杜鹃花便竞相绽放,大量花瓣纷纷落于水中。与此同时,人们认为很多鱼儿是在吞食花瓣后,"醉倒"并漂浮于水面,形成一道奇特的景观。鱼儿真是被杜鹃花瓣所醉吗?科学调查发现,事情的原委是鱼儿患上了一种叫水霉病的致命疾病。每年5月,碧塔海的气温上升,杜鹃花绽放,同时较高的气温导致水霉病高发。当患病的鱼儿和落下的杜鹃花瓣同现于碧塔海的水面时,人们便误以为鱼儿因吞食杜鹃花瓣而醉倒。这是统计学虚假相关造成"杜鹃醉鱼"谬误。

(四)统计的结论是以足够的样本量为前提,以概率观念为基础的统计推断

在探索未知领域时,试验数据只是总体的部分样本,在信息无法全面掌握的情况下,可以根据获得的部分数据来猜测事情背后的规律。作出的结论有多大的信任程度取决于样本量和置信度。

罕见病患者人数偏低,对于高质量研究的设计和实施,临床试验设计及实施存在困难,不能及时诊断一直是我国罕见病诊疗领域面临的难题。研究怎样用有效的方法去收集试验数据,包括研究对象的纳入标准和排除标准、样本量和样本获取方法、试验组与对照组的分组原则、确定观察指标及精度、试验过程中的质量控制、拟使用的统计方法等,只有经过试验设计而采集的试验数据,才有可能经过统计推断得到比较可靠的结论。罕见病尽早发现,尽早治疗,将有机会帮助患者赢得人生转折。随着基因测序技术的广泛应用,开展多学科参与高危患者统计筛查,有助于尽早发现潜在的罕见病患者,并对确诊患者家庭开展家系筛查,基因测序技术和人工智能(artificial intelligence,AI)技术相结合大幅提高了统计筛查的可信度。

没有经过统计学检验的结论多半是不科学的,但是,统计学仅是一种工具,用得好当然可以事半功倍,但是在某些情况下,对统计学结果的解读一定要结合专业,从专业中来,到专业中去。

作为认识自然、社会的工具和手段,统计学被广泛应用于各学科之中,从自然科学到人文社会科学,甚至是工商业及政府的情报决策。统计不论对错,只论好坏,由于各领域都有其特殊性,统计学在不同领域的应用中就有了不同的特点。

在近代,统计学的应用领域不断扩展,并出现了一些相应的边缘学科,图1-1仅列出了它们的主要应用,而其影响范围则要广泛得多。

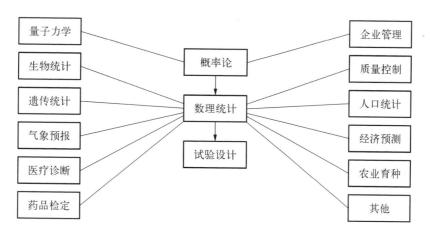

图 1-1　统计学及统计应用框架图

第三节　数据的描述统计

随着互联网和大数据时代的到来,数据的产生都呈爆炸式增长。当面对数据时,人们很难感知到数据中的重要信息,这个时候,描述性统计就显现出它的作用了。描述性统计是指运用制表和分类、图形及计算概括性数据来描述数据特征的各项活动,主要包括一些基本的统计图形及数据的频数分析、集中趋势分析、离散程度分析、数据分布等。

一、基本的统计图形

统计图是根据收集的数据,用几何图形、事物形象和地图等绘制的各种图形。它具有直观、形象、生动、具体等特点。因此,统计图在统计分析中占有重要地位,并得到广泛应用。

（一）散点图和折线图

散点图和折线图表示的是二维数据点在直角坐标系平面上的分布图,反映了二维数据相关变化的大致趋势。

例 1-1　某药物静脉注射 100 mg 于实验犬体内,测得各时间的血药浓度数据见表 1-2。

表 1-2　各时间的血药浓度数据

t(h)	0.165	0.5	1.0	1.5	3.0	5.0	7.5	10.0
C(μg/mL)	65.03	28.69	10.04	4.93	2.29	1.36	0.71	0.38

考察血药浓度依时间的变化趋势,并用散点图 1-2 或折线图 1-3 直观展示。

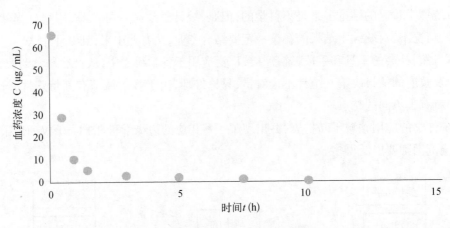

图 1 - 2   血药浓度依时间变化的散点图

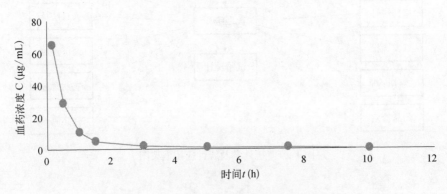

图 1 - 3   血药浓度依时间变化的折线图

（二）误差线图

在实际的数据测量中，常用分组测量的方式来比较各组数据的集中性和离散性，可以用各组的平均数和标准偏差，通过误差线图来描述各组数据的集中程度和离散程度。

例 1 - 2   2001 年在某地区的一次普查中得到，该地区健康成人男性（人群）的脉搏平均数为 72.5 次/分，标准差为 6.3 次/分，普查的资料表明：成人男性每分钟脉搏跳动次数近似服从正态分布，可以认为研究对象的每分钟脉搏跳动次数 $X \sim N(72.5, 6.3^2)$。现在总体 $N(72.5, 6.3^2)$ 中独立地进行随机重复抽样，共抽 10 个样本，每个样本的样本量 $n = 25$，共得到 10 个样本资料（表 1 - 3）。对每个样本计算样本均数和样本标准差，若定义抽样误差 = 样本均数 - 总体均数，试考察每个样本均数和标准差及抽样误差的变化趋势。

表 1 - 3   健康成人男性脉搏数的抽样值（次/分）

样本编号	$n = 25$													样本均数	样本标准差
1	65 76	68 70	68 67	76 63	84 76	64 65	80 78	63 72	84 72	72 78	77 74	73 81	74	72.8	6.3
2	74 77	61 72	65 69	75 81	67 71	78 60	72 70	70 67	67 78	74 78	74 77	74 64	74	71.6	5.5
3	73 72	71 74	71 74	67 73	68 66	68 67	67 80	61 73	68 64	66 75	70 78	66 69	71	70.1	4.4

续　表

样本编号	$n=25$													样本均数	样本标准差
4	74	80	76	64	66	71	82	78	67	79	56	64	65	71.6	7.1
	69	74	64	66	62	75	71	80	83	77	76	71			
5	75	72	79	74	76	65	80	71	74	75	79	74	73	73.5	4.4
	66	73	75	66	77	76	70	68	79	68	80	73			
6	64	78	71	70	70	67	79	72	63	70	74	72	81	71.5	6
	73	71	58	78	73	73	80	70	82	65	64	69			
7	74	67	71	77	70	61	66	70	73	70	67	79	79	71.7	6.9
	57	86	70	64	71	80	77	61	71	78	80	74			
8	62	73	80	64	84	66	74	69	76	68	74	56	75	70.5	6.6
	69	83	64	68	68	67	77	71	66	70	74	64			
9	73	68	62	73	73	69	76	71	68	78	70	72	64	72	5.1
	72	81	60	76	77	69	73	74	76	71	76	79			
10	79	82	75	64	77	74	73	69	67	84	79	78	73	73.9	6.8
	80	83	78	76	60	80	79	72	72	66	61	69			

解　从表 1-3 的抽样的计算结果可知,10 个样本均数的值互不相同,并且在总体均数 72.5 附近,所以可以认定对于抽样前而言,样本均数的取值是随机的,10 个样本均数之间的波动幅度也是有差异的。

$$\overline{X} = \frac{1}{n}\sum_{i=1}^{n} x_i, \quad S_i = \sqrt{\frac{\sum_{i=1}^{n}(x_i - \overline{X})^2}{n-1}}$$

将样本均数和标准差关于抽样批次作图 1-4,可以直观比较各组数据的集中程度和波动程度。

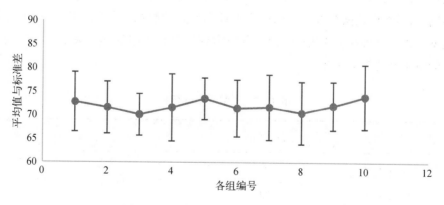

图 1-4　健康成人男性脉搏的误差线图

（三）直方图

直方图又称条形图,是一种统计报告图,由一系列高度不等的纵向条纹或方框表示数据的分布情况。一般用横轴表示数据范围,纵轴表示数据分布频率。

例 1-3　在颗粒剂分装过程中,随机抽取 100 包颗粒剂称重,结果如下(单位:g):

0.89	0.92	0.98	0.91	0.85	0.93	0.89
0.89	0.86	0.87	0.93	0.88	0.82	0.95
0.86	0.85	0.82	0.93	0.96	0.91	0.98
0.95	0.9	0.87	0.88	0.86	0.9	1
0.9	0.95	0.95	0.87	0.87	0.87	0.92
0.95	0.84	0.94	0.92	0.87	0.91	0.86
0.97	0.92	0.89	0.87	0.91	0.92	0.93
0.92	0.92	0.88	0.94	0.78	0.8	0.89
0.88	0.94	0.96	0.89	0.9	0.92	0.92
0.87	0.87	0.89	0.94	0.87	0.87	0.9
0.86	0.92	0.89	0.95	0.92	0.9	0.94
0.97	0.92	0.9	0.91	0.91	0.84	0.93
0.99	0.89	1.03	0.81	0.92	0.86	0.98
0.92	0.84	0.98	0.85	0.91	0.86	0.84
1.06	0.92					

试近似地确定颗粒剂重量的数据分布,并作出其样本直方图。

解 按下列步骤。

(1)求全距:找出观察值中的最大值与最小值,其差值即为全距(或极差),用 R 表示。这里数据的最大值和最小值是 1.06 和 0.78。

(2)确定组段和组距:根据样本含量的大小确定"组段"个数,一般设 8 或 15 个组段,观察单位较少时组段数可相对少些,观察单位较多时组段数可相对多些,常用全距的 1/10 取整做组距,以便于汇总和计算。第一组段应包括全部观察值中的最小值,最末组段应包括全部观察值中的最大值,并且同时写出其下限与上限。各组段的起点和终点分别称为下限和上限,某组段包含下限,但不包含上限,本例分为 8 组,$R=1.06-0.78=0.28$,由于分 8 组,组距为 0.04,自 0.78 至 1.06 止,共分为 8 个小区间。

(3)列表划记:确定组段界限,列成表 1-4 的形式,采用计算器或用画记法将原始数据汇总,得出各组段的观察例数,即数出数据个数。本例把位于各小区间的数据个数用"正"字记下,最后数出与小区间相应的数据个数。再将各组的数据个数除以样本容量得到各组的样本频率。最后,将各组的频率除以各组相应的组距得到频率密度。

表 1-4 频数频率分布表

组　号	区　间	频数画记	频　数	频　率	频率密度
1	[0.76, 0.82)	下	3	0.03	0.75
2	[0.82, 0.86)	正正	9	0.09	2.25
3	[0.86, 0.90)	正正正正正正一	31	0.31	7.75
4	[0.90, 0.94)	正正正正正正正	34	0.34	8.50
5	[0.94, 0.98)	正正正	15	0.15	3.75
6	[0.98, 1.02)	正一	6	0.06	1.50

续　表

组　号	区　间	频数画记	频　数	频　率	频率密度
7	$[1.02, 1.06)$	一	1	0.01	0.25
8	$[1.06, 1.10)$	一	1	0.01	0.25
合计			100		

由表 1-4 可看出频数分布的两个重要特征：颗粒剂重量有重有轻，但多数颗粒剂重量集中在中间部分组段，以中等重量居多，此为集中趋势；由中等重量到较轻或较重的频数分布逐渐减少，反映了离散程度。

（4）画出直方图：在直角坐标系中，以随机变量取值作横坐标，频率密度为纵坐标，在每个小区间上作出小矩形，底长为组距，高为频率密度，即得样本直方图（图 1-5）。用样本直方图近似作为总体的经验近似。

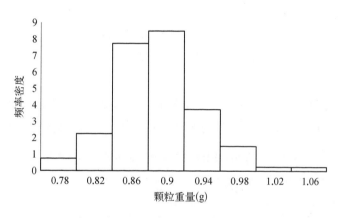

图 1-5　颗粒剂称重直方图

（四）气泡图

气泡图与散点图相似，不同之处在于，气泡图允许在图表中额外加入一个表示大小的变量，由气泡大小来标记。气泡图是以二维方式绘制包含 3 个变量的图表。

例 1-4　某市三甲医院今年的各科室出院和治愈人数统计如表 1-5，请描述各科室出院人数和治愈率的气泡图。

表 1-5　各科室治疗数据

编　号	科　室	出院人数	治愈人数	治愈率（%）
1	内科	876	295	33.68
2	外科	305	292	95.74
3	妇科	564	492	87.23
4	儿科	329	301	91.49
	合计	2 074	'1 380	66.54

图 1-6 的横坐标是科室代码，纵坐标是治愈率，而气泡的大小则表示出院人数的多少。

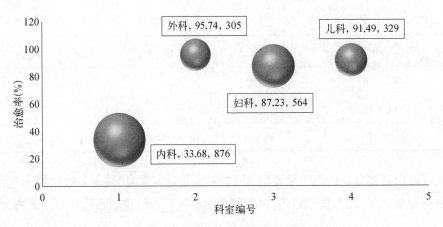

图 1-6　各科室出院人数和治愈率的气泡图

（五）雷达图

雷达图也称为网络图、蜘蛛图、星图等,是一种表现多维数据的图表。雷达图将多个维度的数据量映射到坐标轴上,这些坐标轴以相同的间距沿着径向排列,每一个维度的数据都分别对应一个坐标轴,虽然雷达图每个轴线都表示不同维度,但使用上为了容易理解和统一比较,经常会人为地将多个坐标轴都统一成一个度量,如统一成分数、百分比等,保持刻度相同,雷达图非常适用于展示定性数据。坐标轴、点、线、多边形共同组成了雷达图。

例 1-5　选取 12 名感官评价员对 3 种儿童口服液样品的风味感官特征、特性(麦香味、甜味、苦味、咸味、酸味、涩味、黏性)进行了定量描述分析,平均得分结果见表 1-6,请绘制风味特征、特性数据的雷达图。

表 1-6　儿童口服液风味定量描述分析平均分数据

样品特征			特性标度(0~7)				
工艺号	麦香味	甜味	苦味	咸味	酸味	涩味	黏性
1	6.3	5.3	1.1	1.7	3.3	2.3	4.3
2	5	5	2	1.3	3	2.2	4.5
3	5.6	2	4	2.3	5	2	3.4

从图 1-7 可以看出,工艺 1 制备的口服液风味效果更好。

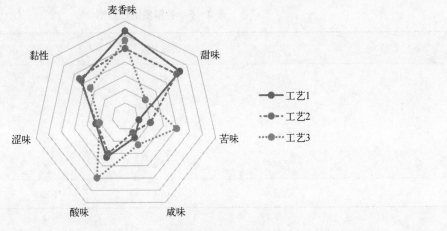

图 1-7　各工艺儿童口服液风味比较的雷达图

（六）箱形图

箱形图又称箱线图，盒状图，由一个矩形（称箱体）与三条横线构成。是用数据的最大值、最小值、中位数和上、下四分位数 5 个特征值制成的、反映原始数据分布状况的统计图形。

如图 1-8 所示，箱形图由一个箱子和两条线段组成，其中箱子两端边线分别是下四分位数 Q_1（第 25% 百分位数）和上四分位数 Q_3（第 75% 百分位数），箱子中间横线是中位数，$Q_3 - Q_1$ 称为四分位间距，记为 IQR，连线两端分别是 $Q_3 + 1.5$IQR 和 $Q_1 - 1.5$IQR，落在连线两端的数据称为异常值。

箱形图中箱子的长度是四分位间距，整个箱子包括了中间 50% 样本的数值分布，跨度越大，箱子越大，数据的变异程度越大。如果中间横线即中位数在箱子的中点，表明分布对称，否则不对称。异常值若与箱子边线的距离超过四分位间距（箱子长度）1.5 倍的离群值，用"○"表示，超过 3 倍的为极端值，用"＊"表示，离群值和极端值统称为异常值。通过箱形图，不仅可以反映一组数据的分布特征，还可用于多组数据的比较。

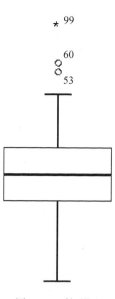

图 1-8　箱形图

例 1-6　四物汤是传统医学补血调血的代表方剂，由当归、熟地黄、川芎、白芍 4 味中药组成。临床上用于治疗各种血虚证患者。山东中医药大学袁久荣用乙酰苯肼和环磷酰胺造小鼠血虚证模型，以各组动物的血红蛋白（HGB）、红细胞计数（RBC）、红细胞压积（HCT）、白细胞计数（WBC）及血小板计数（PLT）为主要指标，通过观察四物汤中 4 味药按不同排列组合：正常对照组（N-C），模型对照组（M-C），四物汤全方（s-1）。3 味药组方：熟地黄、当归、川芎（s-2）；熟地黄、当归、白芍（s-3）；熟地黄、川芎、白芍（s-4）；当归、川芎、白芍（s-5）。2 味药组方：熟地黄、当归（s-6）；熟地黄、川芎（s-7）；熟地黄、白芍（s-8）；当归、川芎（s-9）；当归、白芍（s-10）；川芎、白芍（s-11）。单味药组方：熟地黄（s-12）；当归（s-13）；川芎（s-14）；白芍（s-15）。

总计构成的 17 实验组，按传统水煎 15 种配伍处方，将制得样本药物对此动物模型进行补血作用的实验考察，两对照组给予等量自来水。血常规检查数据见表 1-7。

表 1-7　血虚证模型小鼠血常规主要指标

［袁久荣,卢充伟,容蓉,等. 计算机辅助分析四物汤补血作用配伍机理的研究,中国实验方剂学杂志,2000,6(1):36-39］

组　别	HGB（g/L）	RBC（10^{12}/L）	HCT	WBC（10^9/L）	PLT（10^{12}/L）
N-C	110.90	10.80	0.43	12.80	779.40
M-C	41.90	6.30	0.21	6.50	690.40
s-1	72.70	8.80	0.31	7.40	743.00
s-2	61.90	7.40	0.27	7.90	733.50
s-3	65.30	8.20	0.28	7.40	715.50
s-4	56.90	8.10	0.27	7.90	754.60
s-5	67.90	8.50	0.29	8.80	797.30
s-6	56.60	8.30	0.27	8.00	762.70
s-7	58.20	8.40	0.27	7.40	722.90

组　别	HGB（g/L）	RBC(10^{12}/L)	HCT	WBC(10^9/L)	PLT(10^{12}/L)
s－8	59.30	8.10	0.27	7.20	734.50
s－9	49.90	7.20	0.27	7.20	737.90
s－10	64.80	8.30	0.28	7.60	772.80
s－11	55.20	8.40	0.28	7.70	736.40
s－12	54.80	7.00	0.27	7.70	728.60
s－13	53.30	8.00	0.27	8.00	830.20
s－14	63.80	8.10	0.29	8.50	777.10
s－15	63.20	8.20	0.28	9.40	659.80

请用箱形图直观描述 17 组处方的实验数据对小鼠 5 项血液指标影响差异性。

解　在绘制箱形图之前,对原始数据进行标准化处理,避免由于量纲不同造成数据量级上的直观误解。本例采用标准 Z 变换,得到标准化处理的转换数据表 1－8。

表 1－8　血虚证模型小鼠血常规标准化指标

组　别	HGB	RBC	HCT	WBC	PLT
N－C	3.36	2.86	3.45	3.40	0.84
M－C	－1.40	－1.95	－1.71	－1.14	－1.38
s－1	0.73	0.72	0.63	－0.49	－0.07
s－2	－0.02	－0.77	－0.30	－0.13	－0.30
s－3	0.22	0.08	－0.07	－0.49	－0.75
s－4	－0.36	－0.03	－0.30	－0.13	0.22
s－5	0.40	0.40	0.17	0.52	1.29
s－6	－0.38	0.19	－0.30	－0.06	0.43
s－7	－0.27	0.30	－0.30	－0.49	－0.57
s－8	－0.20	－0.03	－0.30	－0.64	－0.28
s－9	－0.84	－0.99	－0.30	－0.64	－0.19
s－10	0.18	0.19	－0.07	－0.35	0.68
s－11	－0.48	0.30	－0.07	－0.28	－0.23
s－12	－0.51	－1.20	－0.30	－0.28	－0.43
s－13	－0.61	－0.13	－0.30	－0.06	2.11
s－14	0.11	－0.03	0.17	0.30	0.79
s－15	0.07	0.08	－0.07	0.95	－2.15

从图 1－9 的箱形图可以看到,正常对照组(N－C)和模型对照组(M－C)的血液指标与其他组有显著差异,说明造模成功,且不同处方对小鼠的血液指标有显著影响。对于血液指标 PLT,除了单味白芍(s－15)是异常值,其余 17 组处方对 PLT 指标的影响不显著。

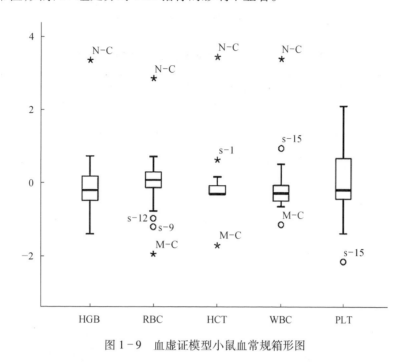

图 1－9　血虚证模型小鼠血常规箱形图

描述统计常用的图表还有很多,比如柱状图、面积图、热力图等,这里就不再详尽介绍了,若想进一步了解,可自行学习掌握。

二、描述统计的两面性

描述统计直观,易于理解。在各组数据比较中常常会用到,选择适合数据表达和展现的描述统计可为发现数据隐含的特征起到直观的作用。但是,值得注意的是:描述统计也是双刃剑,盲目相信直观和直觉也会陷入歧途。

1. 分组统计与合计统计结果可能不同

例 1－7　医生给某位患者两个治疗方案:A 治疗方案的痊愈率是 69%,B 治疗方案的痊愈率是64%,患者应该选择哪一个治疗方案?

若从描述的痊愈率选择,当然是选择 A 治疗方案。再追踪一下两个治疗方案的数据整理过程,见表 1－9。

表 1－9　两种治疗方案的统计数据

病　程	方案 A	方案 B	结　论
病情尚轻	83.33% (2 500/3 000)	90.00% (900/1 000)	A<B
病情严重	47.50% (950/2 000)	57.50% (2 300/4 000)	A<B
合　计	69.00% (3 450/5 000)	64.00% (3 200/5 000)	A>B

虽然治疗方案 B 的整体痊愈率要低于治疗方案 A,但是无论是病情比较轻,还是病情比较严重,痊愈率都比方案 A 要高,明智的选择应该是选择 B 治疗方案。

2. 统计图表的过度拉伸造成视觉上的误解

例 1 - 8   为了解某种药物用量和某项生理指标的关系,测得数据见表 1 - 10。

表 1 - 10   某种药物用量和某项生理指标的实验记录

药物用量(μg/mL)	13	19	23	26	33	38	42	44
生理指标(mmHg)	92	96	100	104	105	107	109	115

据此数据,获得以下两份折线图 1 - 10、图 1 - 11。

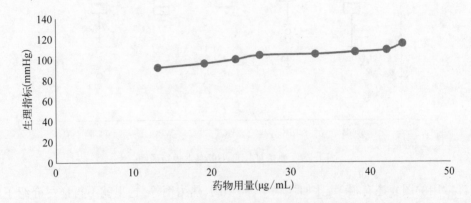

图 1 - 10   坐标轴起始点为(0, 0)的折线图

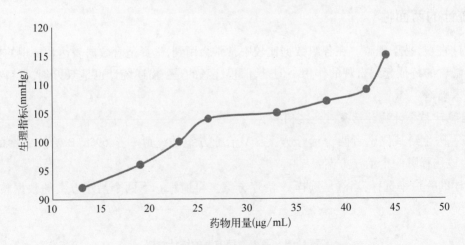

图 1 - 11   坐标轴起始点为(10, 90)的折线图

图 1 - 10 比较平直,直观上线性关系非常明显,图 1 - 11 直观上数据波动幅度很大,线性关系不是很明显。这两份折线图的数据均取自表 1 - 10,只是坐标轴的起始点不一样,但造成视觉上的差异是非常明显的。

获得正确使用统计学的能力,需要用统计思维看待实际问题。从统计学的发展简史可以了解统计方法是在什么背景下产生的? 当时是为了解决什么问题? 对现在的应用有何借鉴价值? 另外,要尽可能地深究统计理论,把基础打牢,这样才能更好地应用统计正确解决问题。

第四节　数据的推断统计

数据统计工作是以描述开始,预测推断为结尾的。在信息无法全面掌握的情况下,可以根据获得的部分数据来猜测事情背后的规律,对于猜测的规律是不是可靠? 或者作出的结论是否可行? 可以采用统计推断来进行检验。在药品研发工作和生产监督管理中,为了掌握药品质量或查明在生产经营过程中的质量问题,均须通过采样检验,通过对采样数据作出综合评价或找出规律,作为指导工作的依据。采集的样品能否真正反映样品的整体水平? 作出综合评价或找出规律是否可靠? 如果采样不合理,就不能获得有用的数据,由此也会导致错误结论,给药品监督管理和科研工作带来损失。如何使采集的样本充分反映总体的信息? 如何使综合评价的结果更加可靠? 这些不确定的担忧可以利用推断统计来获得充分保证。

推断统计的核心是小概率原理:事件的发生概率很小,那么它在一次试验中是几乎不可能发生的,但在多次重复试验中是必然发生的。统计学上,把小概率事件在一次试验中看成是实际不可能发生的事件。由样本推断总体的假设检验方法,就是根据小概率原理构建的统计推断模式,具体操作步骤如下。

(1) 根据问题的需要对所研究的总体作某种假设,记作 H_0。

(2) 选取合适的统计量,这个统计量的选取要使得在假设 H_0 成立时,其分布为已知。

(3) 计算出一次抽样实测样本的统计量的值。

(4) 根据预先给定的显著性水平进行小概率原理检验。

(5) 作出拒绝或接受假设 H_0 的统计推断结论。

例 1-9　所有的乌鸦都是黑颜色吗?

解　用“是”与“不是”回答这个问题,都是不严谨的。严格来说,我们无法主张乌鸦是黑的还是白的。我们确实不知道是不是全部的乌鸦都是黑色的。体会如下对话:

A:最近你见过的乌鸦是什么颜色的?

B:黑色的。

A:至今为止你见到多少黑色的乌鸦?

B:至少应该有 100 只吧……

A:不是黑色的呢?

B:虽然我没有见过,但是也不能证明就没有啊。

A:你说的没错。但你看到过 1 只乌鸦不是黑色的吗? 应该说看到过不是黑色乌鸦概率是很小的。几乎可称为奇迹。

B:但是即使概率再小也不是零,所以没办法完全否定“确实有乌鸦不是黑的这种奇迹出现哦”。

A:这样,我们就打个赌吧。如果看到的乌鸦不是黑色的,你就抄写 100 首诗歌,如果是黑色的我就抄写 100 首诗歌吧。

B:哎呀,这个……

A:你看,你已经在想“认为乌鸦都是黑色的是合理的”了吧。

将上述对话转换成假设检验的模式,由假设检验方法推断“认为乌鸦都是黑色的是合理的”的步骤如下:

(1) H_0:乌鸦都是黑色。

(2) 小概率事件:看见不是黑色乌鸦概率是很小的。几乎可称为奇迹。

（3）一次抽样的结果：某人看过 100 只以上的乌鸦,颜色都是黑色的。

（4）小概率原理检验：乌鸦不是黑色的小概率事件未出现。

（5）接受假设 H_0 的统计推断结论：乌鸦都是黑色更合理些。

其实,成语"守株待兔""杞人忧天"之所以成为笑话,是由小概率原理推断其行为可笑是合乎常理的。

统计学的假设检验无法证明"全面性",但通过引入概率,在不考虑"所有",而考虑"大部分"发生的概率问题上,将决策转向在概率上更合理的一方。面临抉择时,拒绝小概率事件,是"比较正确"的选择。

后续的章节中,会结合实际问题更详细论述统计学的假设检验。

（何　雁）

第一章授课 PPT

习　题

第二章
误差分析与统计分布

试验采集得到的原始数据类多、量大,并且有各种各样的误差,有时杂乱无章,计算之后也会产生舍入误差。因此,必须对数据进行误差分析处理,才能得到可靠的试验数据。

第一节 "蝴蝶效应"与误差传递

蝴蝶效应的概念,是气象学家爱德华·诺顿·洛伦茨(Edward Norton Lorenz)1963 年提出来的。1961 年冬天,年轻的麻省理工学院助教洛伦茨,在一台 Royal McBee LPG－30 计算机上,用一个仅包含 13 个微分方程的简单模式进行气候模拟。在完成了一次计算后,他想用同样的模式重复。为了节省运算时间,他将初始值 0.506 127 在第二次计算时,用 0.506 输入计算机,与第一次初始数据有不到 0.1% 的误差。为了避开计算机恼人的噪声,他出去喝了杯咖啡。回来再看结果时大吃一惊:前后结果的两条曲线相似性完全消失了!本来很小的差异,前后计算结果却偏离了十万八千里。开始他认为是计算机的故障,排除了这种可能后,他发现是输入的不完整的数据造成这种现象。洛伦茨发现:一个微小的误差随着不断推移可能会造成了巨大的后果。

1972 年美国科学发展学会第 139 次会议上,洛伦茨发表了题为"可预测性:巴西一只蝴蝶扇动翅膀,能否在得克萨斯州掀起一场龙卷风"的演讲。洛伦茨后来说,他原本想用海鸥做比喻的。一个同事告诉他,用蝴蝶可能会更生动,而选择巴西则纯粹是为了押韵。

洛伦茨用"蝴蝶效应"生动诠释小误差可能带来不可估量的差别,微小误差带来巨大波动。提醒人们关注试验误差的产生并控制其传递所造成的影响。

例 2－1 余切数列 $a_{n+1} = \cot a_n$,分别以初始值 $a_0 = 1$,$a_0 = 1.000\ 01$,$a_0 = 1.000\ 001$,观察误差传递造成的数据有何差异?

解 将计算结果以列表方式表达(表 2－1)。

表 2－1 余切数列初始波动造成计算数值的偏差

n	$a_0 = 1$	$a_0 = 1.000\ 01$	$a_0 = 1.000\ 001$
1	0.642 093	0.642 078	0.642 091
2	1.337 253	1.337 293	1.337 257
3	0.237 884	0.237 842	0.237 88
4	4.124 136	4.124 886	4.124 211
5	0.667 028	0.665 946	0.666 92

续　表

n	$a_0 = 1$	$a_0 = 1.000\,01$	$a_0 = 1.000\,001$
6	1.269 957	1.272 789	1.270 24
7	0.310 256	0.307 154	0.309 946
8	3.119 06	3.152 66	3.122 391
9	-44.373 4	90.348 13	-52.071 5
10	-2.424 89	-1.056 23	0.239 645
11	1.147 785	-0.565 36	4.092 644
12	0.450 189	-1.576 18	0.713 524
13	2.069 157	0.005 38	1.155 167
14	-0.544 18	185.884 8	0.441 34
15	-1.652 56	1.703 611	2.116 766
16	0.081 949	-0.133 6	-0.607 57
17	12.175 36	-7.440 38	-1.438 2
18	-2.425 78	-0.438 92	-0.133 38
19	1.149 845	-2.130 09	-7.452 86
20	0.447 714	0.625 97	-0.424 11

　　将数据描绘在直角坐标图 2 - 1 中,可以明显看到随着数列项数的增加,同位项至 10 项之后,差距相差越来越大。

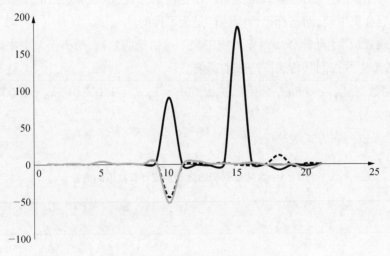

图 2 - 1　余切数列同位项数据差别

　　第一个初始值是 1,第二、第三个与 1 的绝对误差分别 0.000 01 及 0.000 001,误差足够小,但是随着迭代次数增加,对应值绝对误差的增大已经不可小觑,应验了俗语"差之毫厘,失之千里"。

　　如何避免误差的产生和传递,已经有很多识别的方法,这里我们重点从统计学的角度来掌握误差的识别方法,我们先回顾一下统计的核心内容。

第二节 常用统计分布

一、正态分布

正态分布又称为高斯分布(Gaussian distribution),是一种最常见、最重要的连续型随机变量的概率分布,随机误差的概率分布正常情况下,服从正态分布。高斯经过深入探索,推导证明得到了正态分布的概率密度函数。

$$f(x) = \frac{1}{\sigma\sqrt{2\pi}} e^{-\frac{(x-\mu)^2}{2\sigma^2}}, \quad x \in (-\infty, +\infty)$$

式中,μ 和 σ 称为正态分布的参数(常数),μ 是正态分布的总体均数,随机变量在其附近取值的概率最大。σ 是正态分布的标准差,表示随机变量取值的波动程度。对于符合正态分布的随机变量 X,一般记为 $X \sim N(\mu, \sigma^2)$。

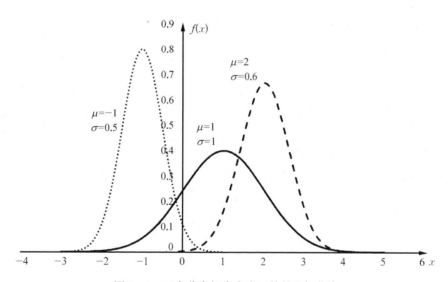

图 2-2 正态分布概率密度函数的坐标曲线

从图 2-2 可以知道,正态分布曲线关于 μ 对称,曲线在 $x = \mu$ 处取得最大值,所以亦称 μ 为位置参数,参数 μ 越大,曲线越向右移。曲线的拐点 $x = \mu \pm \sigma$, σ 越小,曲线拐点靠近 μ,曲线"瘦",σ 越大,曲线拐点远离 μ,曲线"胖",所以亦称 σ 为形状参数。

正态分布的分布函数为图 2-3 的阴影面积。

$$F(x) = \int_{-\infty}^{x} f(t)\,dt, \quad x \in (-\infty, +\infty)$$

当 $\mu = 0$, $\sigma = 1$ 时的正态分

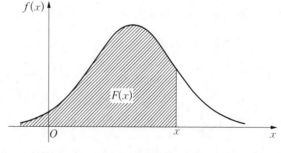

图 2-3 正态分布概率密度函数 $f(x)$ 与分布函数 $F(x)$ 的关系

布。一般记为 $X \sim N(0, 1)$,标准正态分布的概率密度函数用 $\varphi(x)$ 表示,分布函数用 $\Phi(x)$ 表示,若 $X \sim N(\mu, \sigma^2)$,容易证明:

$$f(x) = \frac{1}{\sigma}\varphi\left(\frac{x-\mu}{\sigma}\right), \quad F(x) = \Phi\left(\frac{x-\mu}{\sigma}\right)$$

通过上述变换,所有的正态分布的函数计算都可用标准正态函数进行计算。

例 2 - 2 设 $X \sim N(\mu, \sigma^2)$,计算概率值 $P(\mu - \sigma < X < \mu + \sigma)$,$P(\mu - 2\sigma < X < \mu + 2\sigma)$,$P(\mu - 3\sigma < X < \mu + 3\sigma)$。

解 $P(\mu - \sigma < X < \mu + \sigma) = F(\mu + \sigma) - F(\mu - \sigma)$

$$= \Phi\left[\frac{(\mu + \sigma) - \mu}{\sigma}\right] - \Phi\left[\frac{(\mu - \sigma) - \mu}{\sigma}\right]$$

$$= \Phi(1) - \Phi(-1) = 2\Phi(1) - 1 = 0.682\ 6$$

同理可得

$$P(\mu - 2\sigma < X < \mu + 2\sigma) = F(\mu + 2\sigma) - F(\mu - 2\sigma) = 0.954\ 2$$

$$P(\mu - 3\sigma < X < \mu + 3\sigma) = F(\mu + 3\sigma) - F(\mu - 3\sigma) = 0.997\ 3$$

二、U 分布

从某个总体随机抽取容量为 n 的样本,由样本得到统计量(不含未知参数的样本函数),其概率分布服从标准正态分布,这样的抽样分布称为 U 分布。

U 分布的概率密度函数

$$\varphi(x) = \frac{1}{\sqrt{2\pi}} e^{-\frac{x^2}{2}}, \quad x \in (-\infty, +\infty)$$

对于抽样分布,人们更关心抽样统计量的临界值,U 分布的双侧临界值(图 2 - 4) $u_{\frac{\alpha}{2}}$ 满足

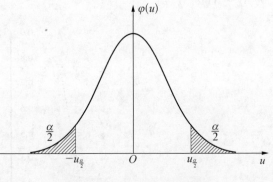

图 2 - 4 U 分布的双侧临界值

$$P\left(|u| \leqslant u_{\frac{\alpha}{2}}\right) = 1 - \alpha$$

满足 $P(u > u_\alpha) = \alpha$ 或 $P(u < -u_\alpha) = \alpha$ 的数值 u_α 称为 U 分布的单侧临界值。临界值可以查本书的附表 3 得到。

例 2 - 3 查附表 3 写出 $u_{\frac{0.05}{2}}$,$u_{0.01}$,$u_{0.40}$。

解 $u_{\frac{0.05}{2}} = 1.960\ 0$,$u_{0.01} = 2.326\ 3$,$u_{0.40} = 0.253\ 3$。

定理 2 - 1: 若 $X_1, X_2, \cdots, X_n$ 为正态总体 $N(\mu, \sigma^2)$ 的一个样本,则有

$$\frac{\bar{X} - \mu}{\sigma / \sqrt{n}} \sim N(0, 1)$$

这个结论表明:来自正态总体的样本均数仍服从正态分布,该分布的均数等于原总体的均数,方差是原总体方差的 $\frac{1}{n}$ 倍。由此可见,样本均数这一随机变量所服从的正态分布与总体的正态分布相比较在分散性方面有改善,且 n 越大,方差就越小,$\bar{X}$ 就越接近总体的均数 μ。所以,在许多实际问题中,用数据的均数来表示真实值往往比一次试验测定的值可以更好地表示真实值。

三、χ^2 分布

设 $X_1, X_2, \cdots, X_n$ 是相互独立且同服从于 $N(0, 1)$ 分布的随机变量,则称随机变量:

$$\chi^2 = X_1^2 + X_2^2 + \cdots + X_n^2$$

服从参数为 n 的 χ^2 分布,记为 $\chi^2 \sim \chi^2(n)$。

χ^2 分布的概率密度函数是

$$f(x) = \begin{cases} \dfrac{1}{2^{\frac{n}{2}}\Gamma\left(\dfrac{n}{2}\right)} \mathrm{e}^{-\frac{x}{2}} x^{\frac{n}{2}-1}, & x > 0, \\ \\ 0, & x \leqslant 0 \end{cases}$$

式中,参数 n 称为自由度,它表示 χ^2 分布中独立变量的个数。χ^2 分布的密度函数曲线见图 $2-5$。

"自由度"的含义:由 n 个独立的随机变量 X_i 得到的样本函数中,可以自由变动的 X_i 的总个数。统计量 χ^2 是 n 个独立的随机变量 X_i 的平方和,X_i 之间没有约束条件,每个 X_i 均可自由变动,故称 χ^2 的自由度为 n。自由度常用符号 f 表示。

χ^2 分布 $f(x)$ 的图形为一簇单峰正偏态分布曲线,且随着自由度的增加,正偏的程度越来越小。自由度相当大时,接近正态分布。图 $2-5$ 中给出了自由度为 $2\sim10$ 的 3 条曲线。

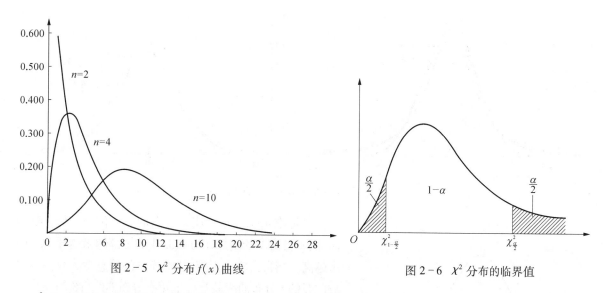

图 $2-5$ χ^2 分布 $f(x)$ 曲线   图 $2-6$ χ^2 分布的临界值

χ^2 分布的曲线下面积有其规律性,对于给定的概率 $1-\alpha$,满足

$$P\left(\chi^2_{1-\frac{\alpha}{2}} < \chi^2 < \chi^2_{\frac{\alpha}{2}}\right) = 1 - \alpha$$

的数值 $\chi^2_{1-\frac{\alpha}{2}}$,$\chi^2_{\frac{\alpha}{2}}$ 称为 χ^2 分布的临界值。即有 $P(\chi^2 > \chi^2_{\frac{\alpha}{2}}) = \dfrac{\alpha}{2}$ 或 $P(\chi^2 < \chi^2_{1-\frac{\alpha}{2}}) = \dfrac{\alpha}{2}$,如图 $2-6$ 所示。临界值可以查本书的附表 4 得到。

例 2-4 查附表 4 写出 $\chi^2_{0.05}(9)$,$\chi^2_{0.025}(11)$,$\chi^2_{0.95}(7)$。

解 $\chi^2_{0.05}(9) = 16.919$,$\chi^2_{0.025}(11) = 21.920$,$\chi^2_{0.95}(7) = 2.167$。

定理 2-2:若 $X_1, X_2, \cdots, X_n$ 为正态总体 $N(\mu, \sigma^2)$ 的一个样本,则有

$$\frac{(n-1)S^2}{\sigma^2} \sim \chi^2(n-1)$$

四、t 分布

设随机变量 $U \sim N(0, 1)$，$V \sim \chi^2(n)$ 并且 U 与 V 相互独立，则称随机变量

$$t = \frac{U}{\sqrt{V/n}}$$

服从自由度为 n 的 t 分布，记为 $t \sim t(n)$。t 分布的概率密度函数为

$$f(x) = \frac{\Gamma\left(\dfrac{n+1}{2}\right)}{\sqrt{n\pi}\,\Gamma\left(\dfrac{n}{2}\right)}\left(1 + \frac{x^2}{n}\right)^{-\frac{n+1}{2}} \quad (-\infty < x < +\infty)$$

其中 n 为自由度。

t 分布的概率密度曲线关于 $t=0$ 对称，形状类似于标准正态概率密度函数的图形。当 $n \to \infty$ 时，它的极限分布是标准正态分布。但当 n 较小时，对于相同的变量值，t 分布的尾部比标准正态分布的尾部差异较大。见图 2-7。

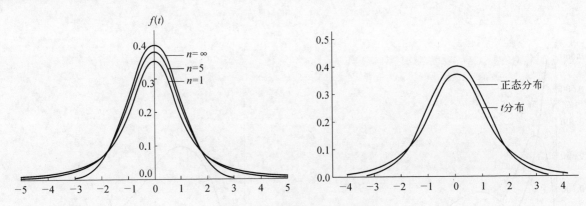

图 2-7 t 分布的概率密度曲线

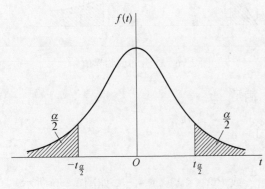

图 2-8 t 分布的曲线

与标准正态分布相比，t 分布的高峰位置较低，尾部较高，随着自由度的增加，t 分布曲线的尾部越来越矮、中间越来越高。当自由度为无穷大时，样本的信息变为总体本身，故此时的 t 分布曲线就是标准正态分布曲线（图 2-8）。

对于给定的概率 $1-\alpha$，满足

$$P\left(|t| \leqslant t_{\frac{\alpha}{2}}\right) = 1 - \alpha$$

的数值 $t_{\frac{\alpha}{2}}$ 称为 t 分布的双侧临界值。满足 $P(t > t_\alpha) = \alpha$ 或 $P(t < -t_\alpha) = \alpha$ 的数值 t_α 称为 t 分布的单侧临界值。临界值可以查本书的附表 5 得到。

例 2-5 查附表 5 写出 $t_{\frac{0.05}{2}}(9)$，$t_{0.01}(11)$，$t_{0.40}(7)$。

解 $t_{\frac{0.05}{2}}(9) = 2.262$，$t_{0.01}(11) = 2.718$，$t_{0.40}(7) = 0.263$。

定理 2-3：设 $X_1, X_2, \cdots, X_n$ 为正态总体 $N(\mu, \sigma^2)$ 的一个样本，则

$$\frac{\overline{X} - \mu}{S/\sqrt{n}} \sim t(n-1)$$

定理 2-4: 设 $X_1, X_2, \cdots, X_{n_1}$ 和 $Y_1, Y_2, \cdots, Y_{n_2}$ 分别是从同方差的总体 $N(\mu_1, \sigma^2)$ 和 $N(\mu_2, \sigma^2)$ 中所抽取的样本,它们相互独立,则

$$\frac{(\overline{X} - \overline{Y}) - (\mu_1 - \mu_2)}{S_w \sqrt{\dfrac{1}{n_1} + \dfrac{1}{n_2}}} \sim t(n_1 + n_2 - 2)$$

其中, $S_w^2 = \dfrac{(n_1 - 1)S_1^2 + (n_2 - 1)S_2^2}{n_1 + n_2 - 2}$, S_1^2 和 S_2^2 分别是这两个样本的方差。

五、F 分布

设随机变量 $U \sim \chi^2(n_1)$, $V \sim \chi^2(n_2)$,并且 U, V 相互独立,则称随机变量

$$F = \frac{U/n_1}{V/n_2} = \frac{U}{V} \cdot \frac{n_2}{n_1}$$

服从自由度为 (n_1, n_2) 的 F 分布,记作 $F \sim F(n_1, n_2)$。

F 分布的概率密度函数为

$$f(x) = \begin{cases} \dfrac{\Gamma\left(\dfrac{n_1 + n_2}{2}\right)}{\Gamma\left(\dfrac{n_1}{2}\right)\Gamma\left(\dfrac{n_2}{2}\right)}\left(\dfrac{n_1}{n_2}\right)^{\frac{n_1}{2}} x^{\frac{n_1}{2}-1}\left(1 + \dfrac{n_1}{n_2}x\right)^{-\frac{n_1+n_2}{2}}, & x > 0, \\ 0, & x \leq 0 \end{cases}$$

F 分布有两个自由度,第一自由度 n_1 为组成统计量 F 分子的随机变量的自由度;第二自由度 n_2 为分母的随机变量的自由度。

$f(x)$ 的图形如图 2-9 所示。不对称的山状曲线,峰向左偏斜,随着 n_1 与 n_2 的同时增大,其均数趋近于 1,且 $f(x)$ 的曲线趋向于对称。

F 分布有两个自由度, F 的取值范围为 $(0, +\infty)$。

F 分布为一簇单峰正偏态分布曲线,与两个自由度有关。

F 分布满足, $F_\alpha(n_1, n_2) = \dfrac{1}{F_{1-\alpha}(n_2, n_1)}$。

图 2-9 给出了 3 组不同自由度时的 F 分布。

对于给定的概率 $1-\alpha$,满足

$$P\left(F_{1-\frac{\alpha}{2}} < F < F_{\frac{\alpha}{2}}\right) = 1 - \alpha$$

的数值 $F_{1-\frac{\alpha}{2}}$, $F_{\frac{\alpha}{2}}$ 称为 F 分布的临界值。

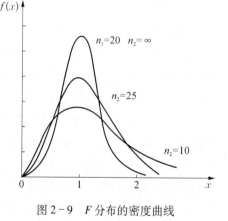

图 2-9 F 分布的密度曲线

即有, $P\left(F > F_{\frac{\alpha}{2}}\right) = \dfrac{\alpha}{2}$ 或 $P\left(F < F_{1-\frac{\alpha}{2}}\right) = \dfrac{\alpha}{2}$,临界值可以查本书的附表 6 得到。

例 2-6 查附表 6 写出 $F_{0.01}(10, 9)$, $F_{0.05}(10, 9)$, $F_{0.95}(9, 10)$。

解 $F_{0.01}(10,9) = 5.26$, $F_{0.05}(10, 9) = 3.14$

$$F_{0.95}(9, 10) = \frac{1}{F_{0.05}(10, 9)} = 0.32$$

定理 2-5：设 X_1, X_2, $\cdots$, X_{n_1} 为总体 $N(\mu_1, \sigma_1^2)$ 的样本；Y_1, Y_2, $\cdots$, Y_{n_2} 为总体 $N(\mu_2, \sigma_2^2)$ 的样本，且两样本相互独立，样本方差为 S_1^2, S_2^2，则

$$\frac{S_1^2/\sigma_1^2}{S_2^1/\sigma_2^2} \sim F(n_1 - 1, n_2 - 1)$$

最后，读者必须注意：本节中介绍的 U 分布、χ^2 分布、t 分布、F 分布都是对正态总体而言的，就是说，这些样本都是来自正态总体，在以后使用时，必须注意这一前提条件。

第三节　异常值的判断与误差检验

一、试验误差及其分类

在试验过程中，无论采用哪种方法，由于试验仪器精度的限制，试验方法的不完善，实验人员科学水平的局限等方面的原因，试验数据都会有些波动，得到的总是观测值，一般无法得到测量的真实值。真实值与观测值的差距，在数值上表现为试验误差。误差自始至终存在于一切科学试验过程中，随着科学水平的提高和人们经验、技巧、专门知识的丰富，误差可以被控制得越来越小，但不能完全消除。误差根据其性质或产生的原因，可分为随机误差、系统误差和过失误差。

1. **随机误差**　是由许多难以控制的微小因素造成的，由于每个因素出现与否，以及这些因素所造成的误差大小、方向事先无法知道，有时大、有时小、有时正、有时负，其发生完全出于偶然，因而很难在测试过程中加以消除，如气温的微小变动、仪器的轻微振动、电压的微小波动等。这些偶然因素是实验者无法严格控制的，所以随机误差一般不可避免。

2. **系统误差**　是由于仪器结构不完善、仪器未校准好、测量方法不完善等原因造成的误差。系统误差通常在测试之前就已经存在，而且在试验过程中，始终偏离一个方向，其数值按一定规律变化，具有重复性、单向性。系统误差又叫作规律误差，产生系统误差的原因是多方面的，可来自仪器（如校正不准或刻度不均匀等）、操作习惯（如观察滴定终点或读取刻度的习惯等），也可来自试验方法本身的不完善等，只要对系统误差产生的原因有了充分的认识，才能对它进行校正或设法消除。

3. **过失误差**　是一种显然与事实不符的误差，亦称为粗大误差。它明显地歪曲试验结果，如测错、记错、读错和计算错等。含有过失误差的测量数据不能采用，必须利用一定的准则从测得的数据中剔除。它主要是由于实验人员粗心大意造成的，如记录错误或操作失误等。所以只要实验者加强工作责任心，过失误差是可以完全避免的。

4. **异常值或离群值**　在整理试验数据时，有时会发现一组数据中某些数据异常大或异常小，会怀疑这些数据可能记录上有过失，这类数据称为异常值或离群值，它们往往是由于过失误差引起的。

对于异常值取舍一定要慎重，一般不能随意抛弃和修改，异常数据检测及排除时，主要有两种方法：物理判别法和统计判别法。

（1）物理判别法：人们对客观事物已有的认识，判别由于外界干扰、人为误差等原因造成实测数据值偏离正常结果，在试验过程中随时判断，随时剔除。

（2）统计判别法：给定一个置信概率，并确定一个置信限，凡超过此限的误差，就认为它不属于随机误差范围，将其视为异常值剔除。当物理识别不易判断时，一般采用统计识别法。

常用的检验可疑数据的统计方法有拉依达(Pauta)检验法、格拉布斯(Grubbs)检验法、狄克逊(Dixon)检验法、肖维勒(Chauvenet)检验法、奈尔(Nair)检验法及 t 检验法等。

（一）拉依达检验法

在本章第二节例 2-2 的计算 $P(\mu - 3\sigma < X < \mu + 3\sigma) = P(|X - \mu| \leqslant 3\sigma) = 0.9973$ 可知,若 μ 代表真值,X 代表测量值,则误差处在 3σ 之外的概率仅为 0.27%,几乎接近于 0。可以认为误差绝对值超过 3σ 不属于随机误差,应该属于过失误差,可判断为异常值或离群值。在进行数据统计时,首先要剔除异常值,可利用 $P(|X - \mu| \leqslant 3\sigma) = 0.9973$ 作为剔除异常值的准则,称为 3σ 准则,亦称拉依达准则。

拉依达检验法,方法简单,无须查表,用起来方便。

由于 3σ 准则是建立在样本量 n 无限大的基础上,在实际操作上,常用样本标准差 S 代替总体标准差 σ,样本均数 $\overline{X}$ 代替真值 μ。如果某个实测数据 X 与全部数据的算术平均值 $\overline{X}$ 的绝对偏差大于 3 倍的样本标准差 S,则应将可疑数据从该组试验值中剔除。

例 2-7　获得了一组分析测试数据:0.128,0.129,0.131,0.133,0.135,0.138,0.141,0.142,0.145,0.148,0.167,问其中最大数据 0.167 是否应被舍去?

解　计算该组数据的平均值和标准差,得

$$\overline{X} = 0.140, \ S = 0.0112$$

$$|X - \overline{X}| = |0.167 - 0.140| = 0.027 < 3S = 0.0336$$

故按照拉依达检验法,0.167 不应被舍去。

值得注意的是,当试验数据总数 $n < 10$ 时,用 3σ 准则作为判断异常值的准则,若用 $3S$ 作界限,即使有异常数据,异常数据也难以剔除,此时,用 $2S$ 作界限。所以,拉依达准则一般适用在试验数据总数 $n > 10$ 或数据精度要求不高的异常值判断。

（二）狄克逊检验法

狄克逊检验法也是一种判别异常值的统计检验方法。

狄克逊单侧情形检验的基本步骤如下。

1）n 个试验数据按从小到大的顺序排列,得到

$$X_1 \leqslant X_2 \leqslant \cdots \leqslant X_n$$

如果有异常值存在,必然出现在两端,当只有一个异常值时,此异常值不是 X_1 就是 X_n。注意,每次只检验两个可疑值。

2）根据表 2-2 中所列的公式,可以计算出统计量 D 或 D'。D 和 D' 都与试验次数 n 和可疑对象有关。

表 2-2　统计量 D 的计算公式

n	检验最大异常值	检验最小异常值
3~7	$D = \dfrac{X_n - X_{n-1}}{X_n - X_1}$	$D' = \dfrac{X_2 - X_1}{X_n - X_1}$
8~10	$D = \dfrac{X_n - X_{n-1}}{X_n - X_2}$	$D' = \dfrac{X_2 - X_1}{X_{n-1} - X_1}$

n	检验最大异常值	检验最小异常值
11~13	$D = \dfrac{X_n - X_{n-2}}{X_n - X_2}$	$D' = \dfrac{X_2 - X_1}{X_{n-1} - X_1}$
14~30	$D = \dfrac{X_n - X_{n-2}}{X_n - X_3}$	$D' = \dfrac{X_3 - X_2}{X_{n-2} - X_3}$

3）对于给定的显著性水平 α，在狄克逊检验法单侧临界值表中查出对应 n 和 α 的临界值 $D_{1-\alpha}(n)$。

4）检验最大值 X_n 时，当 $D > D_{1-\alpha}(n)$，判断 X_n 为异常值；检验最小值 X_1 时，当 $D' > D_{1-\alpha}(n)$ 判断 X_1 为异常值；否则，判断没有异常值。

例 2 - 8　某组分析测试数据：0.128，0.129，0.131，0.133，0.135，0.138，0.141，0.142，0.145，0.148，0.167，问其中最大数据 0.167 是否应被舍去？（$\alpha = 0.05$）

解　依题意，$n = 11$，从小到大的顺序为

0.128，0.129，0.131，0.133，0.135，0.138，0.141，0.142，0.145，0.148，0.167

若应用狄克逊单侧情形检验 0.167，则有

$$D = \frac{X_n - X_{n-2}}{X_n - X_2} = \frac{0.167 - 0.145}{0.167 - 0.129} = 0.579$$

查单侧临界值表得 $D_{0.95}(11) = 0.502$，$D > D_{0.95}(11)$，故判断 0.167 应该被剔除。

狄克逊检验法无须计算 $\overline{X}$ 和 S，所以计算量较小。

上面介绍的两种检验法各有其特点。当试验数据较多时，使用拉依达检验法最简单，但当试验数据较少时，不能应用；狄克逊检验法能适用于试验数据较少时的检验，但是总体来说，还是试验数据越多，可疑数据被错误剔除的可能性越小，准确性越高。在一些标准中，常推荐格拉布斯检验法和狄克逊检验法来检验可疑数据。

（三）格拉布斯检验法

格拉布斯单侧情形检验的基本步骤如下。

（1）n 个试验数据按从小到大的顺序排列，得到

$$X_1 \leqslant X_2 \leqslant \cdots \leqslant X_n$$

如果有异常值存在，必然出现在两端，当只有一个异常值时，此异常值不是 X_1 就是 X_n。注意，每次只检验一个可疑值。

（2）如果 X_1 或 X_n 不是异常值，则离均值相对于标准差而言不应太远。计算统计量：

$$T = \frac{|X_1 - \overline{X}|}{S} \text{ 或 } T = \frac{|X_n - \overline{X}|}{S}$$

（3）根据样本容量 n 和小概率 α，可查询格拉布斯判别表 $T(\alpha, n)$（表 2-3），若 $T > T(\alpha, n)$，则可怀疑该数据是异常值，错判概率是 α。格拉布斯检验一般不用于 6 个或更少的样本（$n > 6$），因为它会将大多数数据标记为异常值。

表 2-3 格拉布斯判别表 $T(\alpha, n)$

n	α		n	α	
	0.05	0.02		0.05	0.02
3	1.15	1.15	20	2.71	2.88
4	1.48	1.49	21	2.73	2.91
5	1.71	1.75	22	2.76	2.94
6	1.89	1.94	23	2.78	2.96
7	2.02	2.10	24	2.80	2.99
8	2.13	2.22	25	2.82	3.01
9	2.21	2.32	30	2.91	3.10
10	2.29	2.41	35	2.98	3.18
11	2.36	2.48	40	3.04	3.24
12	2.41	2.55	45	3.09	3.29
13	2.46	2.61	50	3.13	3.04
14	2.51	2.66	60	3.20	3.41
15	2.55	2.71	70	3.26	3.47
16	2.59	2.75	80	3.31	3.52
17	2.62	2.79	90	3.35	3.56
18	2.65	2.82	100	3.38	3.60
19	2.68	2.85			

例 2-9 对一种高分子化合物的特性黏度进行 6 次测定,得到数据(dm^3/g):

$$0.664, 0.655, 0.686, 0.657, 0.653, 0.661$$

其中,0.686 远高于其他测定值,可能是异常值。首先检查了计算有无错误,样品是否异常,黏度计是否洁净等,均未找到 0.686 过高的实际原因。试用格拉布斯异常值检验判别 0.686 是否为异常值?

解 计算测量值的平均数与方差: $\overline{X} = 0.663$, $S = 0.0121$,则有

$$T = \frac{|X_1 - \overline{X}|}{S} = \frac{|0.686 - 0.663|}{0.0121} = 1.90$$

查表可知, $T(0.05, 6) = 1.89 < T$,所以,有 95% 的可信度,认为 0.686 应该舍弃。

二、误差离散性的检验

(一) 两组误差偏离程度的 F 检验

F 检验适用于两个正态总体方差的检验。在试验数据的总体方差已知服从正态分布的情况下,可用于两组试验数据的随机误差或精密度的比较。

例 2 - 10　用原子吸收光谱法(新法)和 EDTA*(旧法)测定某废水中 Al^{3+} 的含量(%),测定结果如下:

新法: 0.163, 0.175, 0.159, 0.168, 0.169, 0.161, 0.166, 0.179, 0.174, 0.173

旧法: 0.153, 0.181, 0.165, 0.155, 0.156, 0.161, 0.176, 0.174, 0.164, 0.183, 0.179

试问: ① 两种方法的精密度是否有显著差异? ② 新法是否比旧法的精密度有显著提高? ($\alpha = 0.05$)

解　(1) 精密度反映的是试验数据分散程度的大小。可以用两组数据的方差变化情况来衡量,新法的方差可能比旧法的大也可能小,所以用 F 双侧检验。计算得

$$S_1^2 = 4.29 \times 10^{-5}, \quad S_2^2 = 1.23 \times 10^{-4}$$

$$F = \frac{S_1^2}{S_2^2} = \frac{4.29 \times 10^{-5}}{1.23 \times 10^{-4}} = 0.349$$

依题意,查临界值表 $F_{0.975}(9, 10) = 0.252$, $F_{0.025}(9, 10) = 3.779$,可见样本数据的 F 值落在(0.252, 3.779)区间之内,所以,两种方法的精密度是没有显著差异,即两种方法的精密度是一致的。

(2) 要判断新法是否比旧法的精密度更高,只要检验新法比旧法的方差有显著减小就可以了。查临界值表 $F_{0.95}(9, 10) = 0.318$,这里 $F > F_{0.95}(9, 10) = 0.318$,即抽样值没有落在小概率区间内,所以新法相比旧法的精密度没有显著提高。

(二) 系统误差的 t 检验

众所周知,相同条件下的多次重复试验不能发现系统误差,只有改变形成系统误差的条件,才能发现系统误差。若试验数据的平均值与真实值的差异较大,就认为试验数据和试验方法的系统误差较大,所以,对试验数据的平均值进行检验,实际上是对系统误差的检验。

1. 误差偏离给定值的比较

例 2 - 11　为了判断某种新型快速水分测定仪的可靠性,用该仪器测定了某湿基含水量为 7.5% 的标准样品,5 次测量结果(%)为 7.6、7.8、8.5、8.3、8.7,对于给定的显著性水平 $\alpha = 0.05$,检验: ① 该仪器的测量结果是否存在显著的系统误差? ② 该仪器的测量结果较标准值是否明显偏大?

解　本例属于平均值与标准值之间的比较,可用双侧 t 检验,计算得

$$\overline{X} = 8.2, \quad S = 0.47$$

$$t = \frac{\overline{X} - \mu}{S/\sqrt{n}} = \frac{8.2 - 7.5}{0.47/\sqrt{5}} = 3.3$$

依题意,查临界值表 $t_{0.025}(4) = 2.776$, $t_{0.05}(4) = 2.132$。

因 $|t| > t_{0.025}(4) = 2.776$,所以该仪器的测量结果有显著的系统误差。$t > t_{0.05}(4) = 2.132$,所以该仪器的测量结果较标准值有明显偏大。

2. 两总体均值偏离误差的比较

例 2 - 12　用烘箱法(方法 1)和一种快速水分测定仪(方法 2)测定某样品的含水量,测量结果(%)如下:

方法 1: 12.2, 14.7, 18.3, 14.6, 18.6

方法 2: 17.3, 17.9, 16.3, 17.4, 17.6, 16.9, 17.3

对于给定的显著水平 $\alpha = 0.05$,试检验两种方法之间是否存在系统误差?

解　这是两组独立样本的误差分析,首先,判断两组数据测试的方差是否有差异,然后,才可判断两

---

* 乙二胺四乙酸二钠。

组数据是否存在系统误差。

先检验两组数据的方差是否一致,得

$$\overline{X}_1 = 15.7, \quad \overline{X}_2 = 17.2, \quad S_1^2 = 7.41, \quad S_2^2 = 0.266$$

故

$$F = \frac{S_1^2}{S_2^2} = \frac{7.41}{0.266} = 27.9$$

根据显著水平 $\alpha = 0.05$,查 F 临界值表得 $F_{0.975}(4, 6) = 0.109$,$F_{0.025}(4, 6) = 6.227$。所以,$F > F_{0.025}(4, 6)$,两种测量方法的方差有显著差异。

由于方差不齐,且样本容量均小于 30,检验两种方法之间是否存在系统误差选择异方差的校正 t 检验。

$$t = \frac{\overline{X}_1 - \overline{X}_2}{\sqrt{\dfrac{S_1^2}{n_1} + \dfrac{S_2^2}{n_2}}} = -1.268$$

$$\text{自由度} f = \frac{\left(\dfrac{S_1^2}{n_1} + \dfrac{S_2^2}{n_2}\right)^2}{\dfrac{\left(\dfrac{S_1^2}{n_1}\right)^2}{n_1 - 1} + \dfrac{\left(\dfrac{S_2^2}{n_2}\right)^2}{n_2 - 1}} = 4.206 \approx 4$$

根据显著水平 $\alpha = 0.05$,查 t 临界值表得 $t_{\frac{0.05}{2}}(4) = 2.776$。

因为 $|t| = 1.268 < t_{\frac{0.05}{2}}(4) = 2.776$,所以两种方法之间测量的平均值没有显著差异,即两种方法之间不存在系统误差。

这个例子表明,虽然两组数据的方差有显著差异,也就是精密度不一致,但两组数据的平均值没有显著差异,即两组数据的正确度是一致的。

3. 配对数据偏离误差的比较　在某些实验中,试验数据是成对(配对)出现的,例如,用两种仪器测量同一来源样品,在同一样品上用两种方法测量数据,以判断仪器或方法测量的数据之间是否存在系统误差。这里,可使用成对(配对) t 检验。

例 2-13　用两种方法测定某水剂型铝粉膏的发泡率,选定 8 个样品,每个各分一半,分别用两种方法测量,对应记录数据如表 2-4。

表 2-4　水剂型铝粉膏的发泡率数据

方法 1	44	45	50	55	48	49	53	42
方法 2	48	51	53	57	56	41	47	50

试问两种方法之间是否存在系统误差?

解　按成对(配对)数据计算差值,得表 2-5。

表 2-5　水剂型铝粉膏的发泡率成对数据差值

编　号	1	2	3	4	5	6	7	8
方法 1	44	45	50	55	48	49	53	42
方法 2	48	51	53	57	56	41	47	50
差值 d	-4	-6	-3	-2	-8	8	6	-8

计算差值 d 的均值与标准差,得

$$\bar{d} = -2.125, \quad S_d = 6.058$$

所以,

$$t = \frac{\bar{d} - 0}{S_d / \sqrt{n}} = \frac{-2.125}{6.058 / \sqrt{8}} = -0.992$$

对于给定显著水平 $\alpha = 0.05$,查 t 临界值表得 $t_{\frac{0.05}{2}}(7) = 2.365$。

因为 $|t| = 0.992 < t_{\frac{0.05}{2}}(7) = 2.365$,所以两种测量方法的正确度是一致的。

4. 特定偏离程度的 χ^2 检验　χ^2 检验适用于单个正态总体方差的检验。即在试验数据的总体方差已知的情况下,对试验数据的随机误差或精密度进行统计检验。

例 2-14　用分光光度计测定某样品中 Al^{3+} 的浓度,在正常情况下的测量方差 $\sigma^2 = 0.15^2$。分光光度计检修后,用它测同样的样品,测得 Al^{3+} 的浓度(mg/mL)分别为 0.142、0.156、0.161、0.145、0.176、0.159、0.165,试问仪器经过检修后稳定性是否有了显著变化?($\alpha = 0.05$)

解　本题提到的"稳定性"实际反映的是随机误差的大小,检修后试验数据的样本方差比正常情况下的方差显著变大或变小,都认为仪器的稳定性有了显著变化,可用 χ^2 检验的双侧检验。根据检修后的测量数据,得

$$S^2 = 0.000135$$

$$\chi^2 = \frac{(n-1)S^2}{\sigma^2} = \frac{(7-1) \times 0.000135^2}{0.15^2} = 0.036$$

依题意,查临界值表 $\chi^2_{0.975}(6) = 1.237$,$\chi^2_{0.025}(6) = 14.449$,可见样本数据的 χ^2 值落在 $(1.237, 14.449)$ 区间之外,所以,仪器检修后稳定性有显著变化。

例 2-15　某厂进行技术改造,以减少工业酒精中甲醇的含量波动性,原工艺生产的工业酒精中甲醇含量的方差 $\sigma^2 = 0.35$,技术改造后,进行抽样检验,样品数为 25 个,样品甲醇含量的方差 $S^2 = 0.15$,问技术改革后工业酒精中甲醇的含量波动性是否更小?($\alpha = 0.05$)

解　要检验技术改革后工业酒精中甲醇的含量波动性是否比以前有明显减小,可以应用 χ^2 检验的单侧(左侧)检验。

$$S^2 = 0.15$$

依题意,查临界值表 $\chi^2_{0.95}(24) = 13.848 > \chi^2 = 10.3$,可见样本数据的 χ^2 值落在 $(0, 13.848)$ 区间之内,所以,技术改革后工业酒精中甲醇的含量波动性没有显著变小。

第四节 误差的传递

许多试验数据是由几个直接测量值按照一定的函数关系计算得到的间接测量值,由于每个直接测量值都有误差,所以间接测量值也必然有误差。如何根据直接测量值的误差来计算间接测量值的误差,这就是误差传递问题。

误差传递的基本公式

由于间接测量值与直接测量值之间存在函数关系,所以设

$$y = f(x_1, x_2, \cdots, x_n)$$

其中,y 为间接测量值,x_i 为直接测量值($i = 1, 2, \cdots, n$)。

对上式进行全微分,可得

$$dy = \frac{\partial f}{\partial x_1} dx_1 + \frac{\partial f}{\partial x_2} dx_2 + \cdots + \frac{\partial f}{\partial x_n} dx_n$$

若 $y = f(x_1, x_2, \cdots, x_n)$ 是连续函数,则

$$\Delta y \approx dy, \quad \Delta x_1 \approx dx_1, \quad \Delta x_2 \approx dx_2, \quad \cdots, \quad \Delta x_n \approx dx_n$$

即

$$\Delta y \approx \frac{\partial f}{\partial x_1} \Delta x_1 + \frac{\partial f}{\partial x_2} \Delta x_2 + \cdots + \frac{\partial f}{\partial x_n} \Delta x_n = \sum_{i=1}^{n} \frac{\partial f}{\partial x_i} \Delta x_i$$

上式即为绝对误差的传递公式。它表明间接测量或函数的误差是各直接测量值的各项分误差之和,而分误差的大小又取决于直接测量误差 Δx_i 和误差传递系数 $\frac{\partial f}{\partial x_i}$,所以函数或间接测量值的绝对误差为 $|\Delta y| \approx \sum_{i=1}^{n} \left| \frac{\partial f}{\partial x_i} \Delta x_i \right|$,相对误差为 $\left| \frac{\Delta y}{y} \right| \approx \sum_{i=1}^{n} \left| \frac{\partial f}{\partial x_i} \frac{\Delta x_i}{y} \right|$。

从最保险的角度,不考虑误差实际上有正负抵消的可能,所以上式中各项分误差都取绝对值,此时函数的误差最大。

所以间接测量值或函数的真值 y_t,可以表示为

$$y_t = y \pm \Delta y$$

根据标准差的定义,可以得到函数标准差传递公式为

$$\sigma_y = \sqrt{\sum_{i=1}^{n} \left(\frac{\partial f}{\partial x_i} \right)^2 \sigma_i^2}$$

对于有限次的直接测量,所以宜用下式表示间接测量或函数的标准差。

$$S_y = \sqrt{\sum_{i=1}^{n} \left(\frac{\partial f}{\partial x_i} \right)^2 S_i^2}$$

例 2-16 要配制 1 000 mL 浓度为 0.5 mg/mL 的某试样的溶液,已知体积测量的绝对误差不大于 0.01 mL,欲使配制的溶液浓度的相对误差不大于 0.1%,问在配制溶液时,称量试样质量所允许的最大误差应是多大?溶液浓度的计算公式为 $c = W/V$,其中 c 为溶液浓度(mg/mL),W 为试样质量(mg),V

为溶液体积(mL)。

解 根据溶液浓度的计算公式 $c = W/V$，各变量的误差传递公式为

$$\Delta c \approx \frac{\partial c}{\partial W} \Delta W + \frac{\partial c}{\partial V} \Delta V = \frac{1}{V} \Delta W - \frac{W}{V^2} \Delta V$$

所以溶液浓度的最大绝对误差为

$$| \Delta c | \approx \left| \frac{1}{V} \Delta W \right| + \left| \frac{W}{V^2} \Delta V \right| = \frac{V \Delta W + W \Delta V}{V^2}$$

$$\frac{\Delta c}{c} \approx \frac{V}{W} \times \frac{V \Delta W + W \Delta V}{V^2} = \frac{\Delta W}{W} + \frac{\Delta V}{V}$$

于是有

$$0.1\% = \frac{\Delta W}{W} + \frac{0.01}{1\,000}$$

由于配制 1 000 mL 溶液需称量 500 mg 试样，最大允许的称量误差为 500×0.1% = 0.5 mg，所以需要用万分之一的分析天平称量。

值得注意的是，在利用误差传递公式时，要将间接测量值放在函数方程的左边，将直接测量值放在等式右边，然后再对直接测量值求偏导，得到误差传递系数。如果将间接测量值放在等式右边，这时计算出来的结果是不正确的。

第五节 试验数据的正态性检验

一、随机误差与正态分布

正态分布概念是由法国的数学家和天文学家棣莫弗(De Moivre)于 1733 年首次提出，后来，德国数学家高斯(Gauss)率先将其应用于天文学测量误差分析的研究，正态分布获得了普遍认可和广泛应用，因此正态分布又叫高斯分布。一般来说，如果一个数据指标受到若干独立的因素的共同影响，且每个因素不能产生支配性的影响，那么这个数据指标就服从中心极限定理，收敛到正态分布。许多测量数据都符合正态分布，如人的身高、手臂长度、肺活量等，都符合正态分布，统计学的理论基础也是在数据是正态分布的前提下建立的。

一个数据指标在相同条件下进行多次重复测量，其误差值是一个随机变量 X，误差变化的概率(频率)分布情况满足

$$P(a \leqslant X \leqslant b) = \int_a^b f(x)\,\mathrm{d}x = \int_a^b \frac{1}{\sigma\sqrt{2\pi}} \mathrm{e}^{-\frac{(x-\mu)^2}{2\sigma^2}}\,\mathrm{d}x$$

其中函数 $f(x) = \dfrac{1}{\sigma\sqrt{2\pi}} \mathrm{e}^{-\frac{(x-\mu)^2}{2\sigma^2}}$ ($-\infty < x < +\infty$) 称为随机变量 X 的密度函数。称随机变量 X 服从正态分布，记为 $X \sim N(\mu, \sigma^2)$。

$$F(k) = P(X \leqslant k) = \int_{-\infty}^k f(x)\,\mathrm{d}x$$

称为正态随机变量 X 的分布函数。

当 $\mu = 0$, $\sigma = 1$ 时,这时的正态分布称为标准正态分布,记为 $X \sim N(0, 1)$。

$$f(x) = \frac{1}{\sqrt{2\pi}} e^{-\frac{x^2}{2}} = \varphi(x) \quad (-\infty < x < \infty)$$

$$F(k) = P(X \leq k) = \int_{-\infty}^{k} \varphi(x)\,\mathrm{d}x = \varphi(k)$$

例 2-17 某打片机打出的药片,每片药片的重量 $X \sim N(0.5, 0.03^2)$,随机抽取 1 片,问这片药的重量介于 0.44~0.56 之间的概率是多少?

解

$$P(0.44 \leq X \leq 0.56) = F(0.56) - F(0.44)$$
$$= \Phi\left(\frac{0.56 - 0.5}{0.03}\right) - \Phi\left(\frac{0.44 - 0.5}{0.03}\right) = 0.9545$$

在自然现象中,存在许多服从正态分布的随机变量,如测定正常人的各项生理指标,一台制丸机生产的药丸的每丸重量,一种农作物的产量等都服从正态分布,它们都可以看作由许多微小的、独立的随机因素作用的结果,且每种因素都不起压倒其他因素的主导作用,凡具有这种特点的随机变量,都可认为近似服从正态分布。

二、正态性检验

对于正态性检验,建议首先利用直方图或其他直观的图示法,若分布严重偏态或尖峰,可认为其不是来自正态分布,再利用各检验方法对其检验。

(一) 图示法

图示法是一种简单易行的方法,通过图示,可以粗略了解观察资料是否服从正态分布。常用的方法主要有频率-频率图(P-P 图)和分位数-分位数图(Q-Q 图)。

1. P-P 图 是以实际观测值的累积频率(X)对被检验分布(如正态分布等)的理论或期望累积频率(Y)作图。以样本的累计频率作为横坐标,以正态分布计算的相应累计概率作为纵坐标,在直角坐标系中展现散点状态(图 2-10)。如果资料服从正态分布,则样本点应围绕第一象限的对角线分布。以第一章例 1-3 数据为样本:

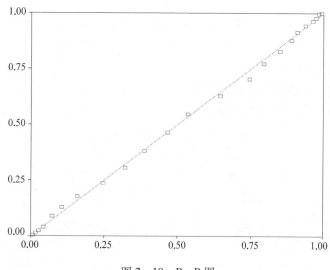

图 2-10 P-P 图

2. Q-Q图　则是以实际观测值的分位数(X)对被检验分布的理论或期望分位数(Y)作图。以样本的分位数作为横坐标,以按照正态分布计算的相应分位点作为纵坐标,在直角坐标系中展现散点状态(图2-11)。如果资料服从正态分布,则样本点应该呈一条围绕第一象限对角线的直线。以第一章例1-3数据为样本:

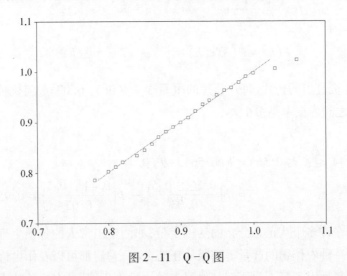

图2-11　Q-Q图

一般统计软件均提供P-P图和Q-Q图。以上两种方法以Q-Q图为佳,效率较高。

(二) 正态分布的假设检验

正态性检验的原假设假定总体为正态分布。备选假设假定总体为非正态分布。要确定样本数据是否来自非正态总体。有三种检验方法:

(1) Anderson-Darling 检验,亦称 AD 检验。此检验是将样本数据的经验累积分布函数与假设数据呈正态分布时期望的分布进行比较。如果观测差足够大,则拒绝总体呈正态分布的原假设。一般统计学者都认为此方法是目前所有正态性检验功效最高的方法。

(2) Ryan-Joiner 检验(亦称 RJ 检验)与 Shapiro-Wilk 检验(亦称 W 检验)。通过计算数据与数据正态得分的相关性来评估正态性,如果相关系数接近1,则总体就很有可能呈正态分布。RJ 统计量可以评估这种相关性的强度,当未达到适当的1临界值时,则可拒绝总体呈正态分布的原假设。此方法的优点是可以对样本含量很小的数据进行正态性检验。

(3) Kolmogorov-Smirnov 检验,亦称 KS 检验,此检验基于经验分布函数,该检验用大样本近似。其检验的是标准化后的数据是否服从理论的分布。KS 检验适用于多种分布,在单独作正态性检验时,其检验功效比前两种方法低一些。

注意:对于正态性检验,应该避免仅根据一种检验方法便轻易地作出决策,应该使用多种方法,综合评价。任何一种检验方法拒绝原假设,则可以认为该数据不服从正态分布。正态性检验计算比较复杂,一般使用统计软件完成检验计算。

例2-18　关于例1-3数据检验其正态性。

解　使用 SPSS 统计软件,得到表2-6。

表2-6　3种正态性检验的结果

方　法	统 计 量	P 值	统计推断结果
AD 检验法	0.510	0.193	不能拒绝原假设
RJ 检验法	0.994	0.100	不能拒绝原假设
KS 检验法	0.092	0.042	拒绝原假设

综合评价,可以认为该数据不服从正态分布。

（刘　微）

习　题

第二章授
课 PPT

第三章
试验样本的均值比较

在药学科学研究中,经常会需要判断两种药物的疗效是否相同;或者某种剂型药物含量改变剂型前后的药效是否有实质性差异等。为了解决这些问题,统计学中采取的办法是试验样本的均值比较,作出拒绝或接受结论的判断,这类统计方法通称为统计学假设检验。本章重点介绍用于均值比较的假设检验方法。

第一节　女士品茶与假设检验

一、假设检验的诞生

英国的生物统计家 R. A. 费希尔(R. A. Fisher)在 1935 年的著作《试验设计法》(*The Design of Experiment*)中,用一个著名的"女士品茶"的故事,说明了假设检验的思想内涵。

在剑桥一个夏日的午后,一群绅士和他们的夫人们,正围坐在英国剑桥户外的桌旁,享用着下午茶。在品茶过程中,有一位女士声称自己在喝英式茶的时候能区分出来先倒的是茶还是先倒的是奶。费希尔很好奇,就想设计一个试验来验证这位女士是否真的具备这样的品奶茶能力。

常识告诉我们,如果想得到有意义的结论,就应该随机给女士几杯茶让女士鉴别,根据她答对的次数(或者答对的比例)来判断她是否有这个能力。但需要做多少次试验呢?答对的比例又如何定量才能确定结论呢?

费希尔运用了这样的逻辑:首先假设女士没有这个能力(这个假设被称为原假设),然后如果女士正确地鉴别了所有杯茶,那就说明在原假设成立的情况下,发生了非常反常的现象,以至于原假设的成立是令人怀疑的。从统计的角度来说,如果在原假设成立的前提下,发生了小概率的事件,那我们就有理由怀疑原假设的真实性。

让女士品多少杯茶才合适呢?品一杯肯定是不行的,因为任意一杯猜对的概率都有 50%。表 3 - 1 是不同杯数对应的猜对的概率(注意,这里是猜对而不是品对)。

表 3 - 1　试验的奶茶杯数与猜对顺序的可能性

杯　数	猜对的概率
1	$0.5^1 = 0.5$
2	$0.5^2 = 0.25$
3	$0.5^3 = 0.125$
4	$0.5^4 = 0.0625$

续 表

杯 数	猜对的概率
5	$0.5^5 = 0.031\ 25$
6	$0.5^6 = 0.015\ 63$
7	$0.5^7 = 0.007\ 813$
8	$0.5^8 = 0.003\ 906$
9	$0.5^9 = 0.001\ 953$
10	$0.5^{10} = 0.000\ 976\ 5$

通过表 3-1 可以看出,如果把奶加到茶里和把茶加到奶里的茶真没有差别,也就是女士要想品对,基本全靠猜,连续 10 杯都猜对的概率不足 0.001。这种概率很小,概率很小的事件称为小概率事件。小概率事件一般是不会发生的,如果发生了,说明我们的认知就是错误,也就是说女士品茶不是靠猜的,也就是把奶加到茶里和把茶加到奶里面得到的茶的确是有差别的。把以上过程的逻辑推理就称为假设检验。

假设检验是统计学里面最重要、最基础的概念。在日常生活中,我们也在不知不觉地应用了假设检验。

比如,我们在街边的水果店购买葡萄,是否决定购买取决于我们品尝的体验,决策流程在图 3-1 中给出了描述。

我:老板,这葡萄甜吗?

老板:甜啊,不信你就尝一尝。

我:好,那我就吃一颗尝一下哈。

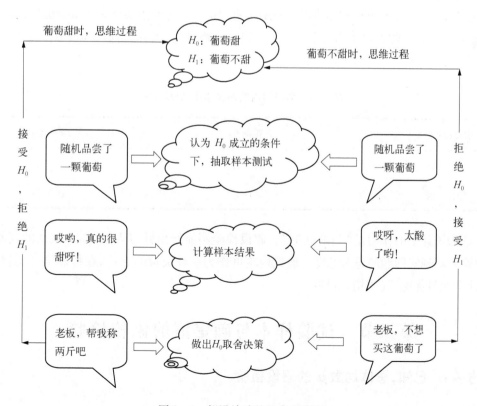

图 3-1 假设检验的基本思路图

二、小概率实际不可能原理

一个事件如果发生的概率很小,那么它在一次试验中是几乎不可能发生的,但在多次重复试验中小概率事件可能会发生。即概率很小的事件,在一次试验中几乎是不可能发生的。也称为小概率实际不可能原理。

统计学上,把小概率事件一般认为概率不大于 0.05 或 0.01 的随机事件。小概率又称为显著水平(significance-level),一般用 α 表示,常用的取值为 0.05、0.01。

三、假设检验的一般步骤

利用小概率实际不可能原理,统计学家设计了一套概率意义下的推断参数取值可靠性的方法——假设检验,习惯上也称为显著性检验。其一般步骤为:

(1)依据实际问题的情况,作出所要检验参数的假设 H_0。

(2)在假定 H_0 为真的前提下,确定检验用的统计量。

(3)根据实际工作的要求,预设小概率 α 具体数值,并以此 α 值为准,算出相关统计量的临界值(阈值)。

(4)根据一次样本抽样值计算该统计量的具体值,若该值落在临界值范围之外,说明这个小概率事件在一次试验中竟然发生了,则可认为所作的假设不合理,根据小概率原理拒绝假设 H_0,反之,则不能拒绝假设 H_0。

四、假设检验的两类错误

小概率事件的概率 α 虽然很小,但仍有发生的可能,仅仅根据它在一次试验中发生的可能性很小而拒绝假设,也可能犯错误,但犯这种错误的可能性是很小的,犯这种错误概率为 α。也称这样的犯错为第一类错误,即 H_0 为真,却拒绝了 H_0,亦称为弃真错误。相对地,当 H_0 为假,却没有拒绝 H_0,称这样的犯错为第二类错误,亦称为取伪错误(表 3-2)。

表 3-2   假设检验的两类错误的概率值

假设检验结论	拒绝 H_0	不拒绝 H_0
H_0 为真	α(弃真)	$1-\alpha$
H_0 为假	$1-\beta$	β(取伪)

费希尔认为统计学的作用是"归纳推论"。假设检验不能给出针对现实 100% 正确的判断,更多的是提供给决策者对现实问题的思考态度。假设检验可作为一种决策的方法,在控制第一类错误的前提下,进行统计学的最优论证(犯错率最低)。

第二节   试验样本与确定值的比较检验

一、总体方差 σ^2 已知,总体均数 μ 的假设检验

选择的统计量为

$$u = \frac{\overline{X} - \mu}{\sigma / \sqrt{n}} \sim N(0, 1)$$

例 3-1　设某制药厂生产的一种抗生素,根据以往的经验,当生产正常时,该抗生素主要指标 X(单位:mg)服从正态分布 $N(50, 3.8^2)$。某天开工一段时间后,为检验生产是否正常,随机地抽测了 50 瓶,算得 $\overline{X} = 51.26$。假定方差没有什么变化。试分别在 $\alpha = 0.05$ 下,检验该日生产是否正常?

解　已知 $\overline{X} = 51.26$,$n = 50$,$\mu_0 = 50$,$\sigma = 3.8$,根据实际问题,作出统计学假设:

$$H_0: \mu = 50, \quad H_1: \mu = 50。$$

选择统计量　$u = \dfrac{\overline{X} - \mu}{\sigma / \sqrt{n}} \sim N(0, 1)$。

计算抽样得到的统计量数值　$u = \dfrac{\overline{X} - \mu}{\sigma / \sqrt{n}} = \dfrac{51.26 - 50}{3.8 / \sqrt{50}} = 2.34$。

又由 $\alpha = 0.05$,查临界值表 $u_{\frac{0.05}{2}} = 1.96$,由于 $P\left(|u| \geq u_{\frac{\alpha}{2}}\right) = \alpha$,此次抽样 $|u| = 2.34 > 1.96$,故在检验水平 $\alpha = 0.05$ 下,发生的是小概率事件应当拒绝 H_0,接受 H_1,即认为该日生产不正常。

二、总体方差 σ^2 未知,总体均数 μ 的假设检验

选择的统计量为　$t = \dfrac{\overline{X} - \mu_0}{S / \sqrt{n}}$

例 3-2　表 3-3 是随机选取某种药片 20 粒的溶解时间。

表 3-3　药片的溶解时间　　　　　　　　　　　　　（单位:min）

9.8	10.4	10.6	9.6	9.7	9.9	10.9	11.1	9.6	10.2
10.3	9.6	9.9	11.2	10.6	9.8	10.5	10.1	10.5	9.7

设药片溶解时间的总体服从正态分布,$\alpha = 0.05$,问可否认为该药片溶解时间的均值为 10 min?

解　设药片溶解时间为 X,可知 $X \sim N(\mu, \sigma^2)$,已知 $\mu = 10$,$n = 20$,$\overline{X} = 10.2$,$S = 0.51$,根据实际问题,作出统计学假设:

$$H_0: \mu = 10, \quad H_1: \mu \neq 10$$

选取检验统计量为 $t = \dfrac{\overline{X} - \mu}{S / \sqrt{n}}$。

计算抽样统计量值,$|t| = \dfrac{|\overline{X} - \mu|}{S / \sqrt{n}} = \dfrac{10.2 - 10}{0.51 / \sqrt{20}} = 1.75$。

由 $\alpha = 0.05$,自由度 $f = 20 - 1 = 19$,查临界值表,$t_{\frac{0.05}{2}}(19) = 2.093$。

由于 $|t| = 1.75 < t_{\frac{0.05}{2}}(19) = 2.093$,此次抽样的概率不是小概率,即在水平 $\alpha = 0.05$ 下,不能拒绝原假设 H_0,即可认为该药片溶解时间的均值为 10 min。一般情况下,不能拒绝 H_0 不等于接受 H_0。

三、正态总体标准差 σ 的假设检验

选择的统计量为　$\chi^2 = \dfrac{(n-1)S^2}{\sigma^2} \sim \chi^2(n-1)$。

例 3 - 3 用口服液灌装机灌装双黄连口服液,在正常情况下,每支的标准差不能超过 1 mL,假设每支双黄连口服液的容量服从正态分布 $N(\mu, \sigma^2)$。某天检验灌装机工作情况,从产品中随机地抽取 10 支,算得样本方差 $S^2 = 1.6$。试问这天灌装机工作是否正常($\alpha = 0.05$)?

解 由题意知,若灌装机工作正常,则每支双黄连口服液容量的标准差 σ 不能超过 1 mL,$\sigma_0 = 1$,因此该问题是方差的单侧假设检验,且为右侧检验,于是

$$H_0: \sigma = 1, \quad H_1: \sigma > 1$$

选择并计算统计量 $\chi^2 = \dfrac{(n-1)S^2}{\sigma_0^2} = \dfrac{9 \times 1.6}{1^2} = 14.4$。

对于 $\alpha = 0.05$,查临界值表 $\chi_{0.05}^2(10-1) = 16.919$,$\chi_{0.95}^2(10-1) = 3.325$。

由于 $\chi_{0.95}^2(9) < \chi^2 = 14.4 < \chi_{0.05}^2(9)$,即此时 $P > 0.05$,故不能拒绝原假设 H_0,可认为这天灌装机工作大概率是正常的。

四、二项分布总体率 p 的假设检验

设二项分布 $m \sim B(k; n, p)$,具有某种特性的个体出现的总体率为 p_0,容量为 n 的某样本中,具有某种特性的个体出现 m 个,样本率 $\hat{p} = \dfrac{m}{n}$ 与已知定值 p_0 有差异,即 $\hat{p} \neq p_0$。现在,根据样本资料来推断总体率 p 与已知定值 p_0 差异是否有显著意义,即要检验假设 $H_0: p = p_0$。

我们知道,当 n 足够大时,$\dfrac{\hat{p} - p}{\sqrt{\dfrac{pq}{n}}} \sim N(0, 1)$,于是,在假设 $H_0: p = p_0$ 成立的前提下,选择统计量

$$u = \frac{\hat{p} - p_0}{\sqrt{\dfrac{p_0 q_0}{n}}} \sim N(0, 1)$$

作为检验的统计量,可得单个总体率的 u 检验方法。

例 3 - 4 据报道,常规疗法对某种疾病的治愈率为 65%。现医生用中西医结合疗法治疗了 100 例该病患者,共治愈 80 人。问该中西医结合疗法的疗效是否比常规疗法好?

解 由样本信息,$\hat{p} = 80\% > 65\%$,采用右侧检验

$$H_0: p = p_0 = 65\%, \quad H_1: p > p_0$$

由检验统计量 u 得,$u = \dfrac{\hat{p} - p_0}{\sqrt{\dfrac{p_0 q_0}{n}}} = \dfrac{0.8 - 0.65}{\sqrt{\dfrac{0.8 \times 0.2}{100}}} = \dfrac{0.15}{0.04} = 3.75$。

查临界值表 $u_{0.01} = u_{\frac{0.02}{2}} = 2.326$。

因为 $u = 3.75 > u_{0.01} = 2.326$,$P < 0.01$,所以以显著水平 $\alpha = 0.01$ 拒绝 H_0,接受 H_1,即认为中西医结合疗法的疗效有差异,大概率认为比常规疗法好。

第三节 两组样本的假设检验

两个独立样本检验对数据分布的要求除了要求数据资料来源于正态分布的总体 $N(\mu, \sigma^2)$,还要求

两个独立样本的来源是相互独立的,即两个样本数据来源相互不影响。

一、两个正态总体方差齐性 $\sigma_1^2 = \sigma_2^2$ 的假设检验

在 $\sigma_1^2 = \sigma_2^2$ 条件下,选择统计量 $F = \dfrac{S_1^2}{S_2^2} \sim F(n_1 - 1, n_2 - 1)$。

例 3-5 某化工厂为了考察某新型催化剂对某化学反应生成物浓度的影响,现作若干试验,测得生成物浓度(单位:%)为

使用新型催化剂(X): 34 35 30 32 33 34

不使用新型催化剂(Y): 31 29 30 28 26 28 30

假定该化学反应的生成物浓度 X, Y 依次服从 $N(\mu_1, \sigma_1^2)$ 及 $N(\mu_2, \sigma_2^2)$。试问使用新型催化剂与不使用新型催化剂的化学反应生成物浓度的波动性(方差)是否相同?($\alpha = 0.01$)

解 通过题意可得

$$n_1 = 6, f_1 = 5, \overline{X} = 33, S_1^2 = 3.2; \quad n_2 = 7, f_2 = 6, \overline{Y} = 28.86, S_2^2 = 2.81$$

假设 $H_0: \sigma_1^2 = \sigma_2^2$, $H_1: \sigma_1^2 = \sigma_2^2$。

选择并计算统计量 $\quad F = \dfrac{S_1^2/\sigma_1^2}{S_2^2/\sigma_2^2} = \dfrac{S_1^2}{S_2^2} = 1.14$。

对于给定的 $\alpha = 0.01$,查临界值表 $F_{0.01}(5, 6) = 8.746$, $F_{0.99}(5, 6) = 0.094$。

因为 $F_{0.99}(5, 6) < F = 1.14 < F_{0.01}(5, 6)$,即此时 $P > 0.01$,故不能拒绝 H_0,即在显著水平 $\alpha = 0.01$ 条件下,使用新型催化剂与不使用新型催化剂的化学反应生成物浓度方差大概率是相同的。

二、两组样本均数 $\mu_1 = \mu_2$ 的比较

(一)当 $\sigma_1 = \sigma_2$ 时,选择的统计量

$$t = \frac{(\overline{X} - \overline{Y}) - (\mu_1 - \mu_2)}{S_w \sqrt{\dfrac{1}{n_1} + \dfrac{1}{n_2}}}, \quad S_w = \frac{(n_1 - 1)S_1^2 + (n_2 - 1)S_2^2}{n_1 + n_2 - 2}$$

例 3-6 从甲乙两校的高二年级女生中分别测定她们的肺活量数据如下:$n_1 = 25$, $\overline{X}_1 = 1\,823.6\text{ mL}$, $S_1^2 = 109.25$; $n_2 = 16$, $\overline{X}_2 = 1\,835.9\text{ mL}$, $S_2^2 = 112.61$。试问这两校高二女生的肺活量数据有无差异?(设两校高二女生肺活量数据服从正态分布,且 $\sigma_1^2 = \sigma_2^2$, $\alpha = 0.05$)

解 设 μ_1、μ_2 分别为甲乙两校高二女生的肺活量数据的均数,两总体服从正态分布,总体方差未知,且方差齐性,可进行双侧 t 检验。

建立原假设 $H_0: \mu_1 = \mu_2$, $H_1: \mu_1 \neq \mu_2$。

计算检验统计量值:
$$
\begin{aligned}
t &= \frac{\overline{X}_1 - \overline{X}_2}{\sqrt{\dfrac{(n_1 - 1)S_1^2 + (n_2 - 1)S_2^2}{n_1 + n_2 - 2}\left(\dfrac{1}{n_1} + \dfrac{1}{n_2}\right)}} \\
&= \frac{1\,823.6 - 1\,835.9}{\sqrt{\dfrac{(25 - 1) \times 109.25 + (16 - 1) \times 112.61}{25 + 16 - 2} \times \left(\dfrac{1}{25} + \dfrac{1}{16}\right)}} \\
&= -3.65
\end{aligned}
$$

由 $\alpha = 0.05$，$f = n_1 + n_2 - 2 = 25 + 16 - 2 = 39$，$t_{\frac{0.05}{2}}(39) = 2.023$。

由于 $|t| > t_{\frac{0.05}{2}}(39)$，小概率事件发生，故拒绝原假设 H_0，即两校高二女生的肺活量数据有显著差异。

（二）当 $\sigma_1^2 \neq \sigma_2^2$ 时，选择统计量

$$t = \frac{\bar{X} - \bar{Y}}{\sqrt{\dfrac{S_1^2}{n_1} + \dfrac{S_2^2}{n_2}}} \sim t(f)$$

其中，自由度 $f = \dfrac{\left(\dfrac{S_1^2}{n_1} + \dfrac{S_2^2}{n_2}\right)^2}{\dfrac{\left(\dfrac{S_1^2}{n_1}\right)^2}{n_1 - 1} + \dfrac{\left(\dfrac{S_2^2}{n_2}\right)^2}{n_2 - 1}}$。

利用 t 检验的步骤，便能得出检验假设的结论。

例 3-7　设有两种降低胆固醇的药物，降低值（mol/L）均服从正态分布，且方差不相等，现利用这两种药物治疗两组胆固醇过高的患者，胆固醇降低值的均数和标准差如下：

$$n_1 = 20, \bar{X} = 2.23, S_1 = 1.12, n_1 = 25, \bar{Y} = 2.03, S_2 = 2.75$$

试比较这两种降低胆固醇药物的降低效果是否相同？（$\alpha = 0.05$）

解　设这两种降低胆固醇药物的降低值 $X \sim N(\mu_1, \sigma_1^2)$，$Y \sim N(\mu_2, \sigma_2^2)$，利用方差齐性检验可知，两组的方差是不相等的，又因为均为小样本，故采用方差不齐的 t 检验。

$$H_0: \mu_1 = \mu_2, \quad H_1: \mu_1 \neq \mu_2$$

计算检验统计量值

$$t = \frac{\bar{X} - \bar{Y}}{\sqrt{\dfrac{S_1^2}{n_1} + \dfrac{S_2^2}{n_2}}} = \frac{2.23 - 2.03}{\sqrt{\dfrac{1.12^2}{20} + \dfrac{2.75^2}{25}}} = 0.3309$$

由于

$$f = \frac{\left(\dfrac{S_1^2}{n_1} + \dfrac{S_2^2}{n_2}\right)^2}{\dfrac{\left(\dfrac{S_1^2}{n_1}\right)^2}{n_1 - 1} + \dfrac{\left(\dfrac{S_2^2}{n_2}\right)^2}{n_2 - 1}} = \frac{\left(\dfrac{1.12^2}{20} + \dfrac{2.75^2}{25}\right)^2}{\dfrac{\left(\dfrac{1.12^2}{20}\right)^2}{19} + \dfrac{\left(\dfrac{2.75^2}{25}\right)^2}{24}} = 33.182 \approx 33$$

查临界值表 $t_{\frac{0.05}{2}}(33) = 2.035$。

因为 $|t| = 0.3309 < t_{\frac{0.05}{2}}(33) = 2.035$，此时有 $P > 0.05$，故以显著水平 $\alpha = 0.05$ 不能拒绝 H_0，即两种降低胆固醇药物的降低效果大概率是没有差异的。

三、配对样本 t 假设检验

独立样本 t 检验仅适用于单因素独立试验两组数据的差异检验，但考察治疗高血压药物疗效，须对

患者服药前和服药后的血压测量值进行配对的 t 检验,统计结果才会更有效。与前述的独立样本 t 检验相比,独立样本 t 检验的两组数据来自不同组,且彼此不需要为配对互为对照;配对样本 t 检验的两组数据是成对出现的,以配对数据互为对照。

配对样本 t 检验,选择的统计量为　$t = \dfrac{\overline{X}_d - 0}{S_d / \sqrt{n}}$。

其中,$\overline{X}_d$ 为配对数据之差的平均值,S_d 为配对数据之差的标准差。

例 3-8　九批试样,每批试样分成两半,送到两个实验室,其中主成分含量的测定结果如表 3-4。

表 3-4　主成分含量的测定结果

$X_甲$	93.08	92.58	91.36	91.6	91.91	93.49	92.03	92.8	91.03
$X_乙$	92.97	92.85	91.86	92.17	92.33	93.48	92.3	93.0	91.50

问:这两个实验室的测定结果之间有无显著差异?

解　针对本例情况,采用分组研究法显然是不适合的。因为这样会使不同实验室的效应和样品组成效应混杂在一起,当用配对研究法时,每一对试验用的是同一组成的样品,测定结果的差异只反映两实验室之间的差异。很显然,如果两实验室之间无系统偏差,则两实验室测定值之间的差数平均值与零的差异是不显著的,反之,则应是显著的。

假设两实验室的测定水平相同。即 $H_0 : \mu_1 - \mu_2 = 0$。

令 $d_i = x_{甲 i} - x_{乙 i}$ 计算得

$$\overline{d} = \frac{\sum\limits_{i=1}^{n} d_i}{n} = -0.287$$

$$S = \sqrt{\frac{\sum\limits_{i=1}^{n} d_i^2 - \dfrac{1}{n} \left(\sum\limits_{i=1}^{n} d_i \right)^2}{n-1}} = 0.232$$

计算统计量值　$t = \dfrac{\overline{d}}{S / \sqrt{n}} = -3.71$。

查临界值表 $t_{\frac{0.05}{2}}(8) = 2.306$,因为 $| t | = 3.71 > t_{\frac{0.05}{2}}(8) = 2.306$,$P < 0.05$。故以显著水平 $\alpha = 0.05$ 拒绝 H_0,即认为这两个实验室的测定结果之间有显著差异。

四、二项分布两个总体率 $p_1 = p_2$ 的假设检验

设有两个离散型总体,总体率分别为 p_1、p_2,分别抽取容量为 n_1、n_2 的样本,样本率 $\hat{p}_1 = \dfrac{m_1}{n_1} \neq \dfrac{m_2}{n_2} = \hat{p}_2$。现在,根据样本资料推断 p_1 与 p_2 差异是否有显著意义,即要检验假设 $H_0 : p_1 = p_2$。

当 n_1、n_2 足够大时,$\hat{p}_1 \sim N\left(p_1, \dfrac{p_1 q_1}{n_1} \right)$,$\hat{p}_2 \sim N\left(p_2, \dfrac{p_2 q_2}{n_2} \right)$。

从而 $\hat{p}_1 - \hat{p}_2 \sim N\left(p_1 - p_2, \dfrac{p_1 q_1}{n_1} + \dfrac{p_2 q_2}{n_2} \right)$,进而有 $\dfrac{(\hat{p}_1 - \hat{p}_2) - (p_1 - p_2)}{\sqrt{\dfrac{p_1 q_1}{n_1} + \dfrac{p_2 q_2}{n_2}}} \sim N(0, 1)$。

在假设 $H_0: p_1 = p_2$ 成立的前提下，全部数据可视为一个总体的样本，用 $\hat{p} = \dfrac{m_1 + m_2}{n_1 + n_2}$ 作为总体率 p_1、

p_2 的估计值，称为联合样本率。于是，$u = \dfrac{\hat{p}_1 - \hat{p}_2}{\sqrt{\hat{p}\hat{q}\left(\dfrac{1}{n_1} + \dfrac{1}{n_2}\right)}} \sim N(0, 1)$。其中 $\hat{q} = 1 - \hat{p}$。用 u 作为检验

的统计量，可得两个总体率的 u 检验方法。

例 3-9　为比较工人和农民的高血压患病率，分别调查了 50~59 岁男性工人和 50~59 岁男性农民 1 281 人和 387 人，其高血压患者分别为 386 人（患病率 30.13%）和 65 人（患病率 16.80%）。问工人与农民的高血压患病率有无不同？

解　$H_0: p_1 = p_2$（即工人和农民高血压患病率相同）

$H_1: p_1 \neq p_2$（即工人和农民高血压患病率不同）

$$m_1 = 386, \quad n_1 = 1\,281, \quad \hat{p}_1 = 0.301\,3$$
$$m_2 = 65, \quad n_2 = 387, \quad \hat{p}_2 = 0.168\,0$$

$$\hat{p} = \frac{m_1 + m_2}{n_1 + n_2} = 0.270\,4, \quad \hat{q} = 1 - \hat{p} = 0.729\,6$$

将有关数据代入 u 检验公式 $u = \dfrac{\hat{p}_1 - \hat{p}_2}{\sqrt{\hat{p}\hat{q}\left(\dfrac{1}{n_1} + \dfrac{1}{n_2}\right)}} = 5.174$。

查临界值表 $u_{\frac{0.01}{2}} = 2.575\,8$，由于 $|u| > u_{\frac{0.01}{2}}$，所以 $P < 0.01$。

按 $\alpha = 0.01$ 拒绝 H_0，又由于 $\hat{p}_1 > \hat{p}_2$，可认为 50~59 岁男性工人患病率高于 50~59 岁男性农民高血压患病率。

（王　峰）

第三章授课 PPT

习　题

软件演习：SPSS 软件与假设检验

第四章
相关与回归分析

在医药学科研与实践中，经常需要研究两个或两个以上相关因素存在的关系，如某人群年龄的变化与其收缩压关系如何？糖尿病患者的血糖与其胰岛素水平、糖化血红蛋白、血清总胆固醇、甘油三酯等的关系怎样？等等。本章研究因素之间相关关系与回归分析的统计方法。

第一节　从霍乱的溯源谈关联

1831年，霍乱第一次在英国出现。直到1833年疫情过去，统计英格兰和威尔士死亡人数超过两万人。之后，1848~1849年的霍乱疫情又夺走了5万人的生命。当时人们还不了解细菌致病的理论，也没有检验微生物的医学仪器。多数人相信所谓的"瘴气理论"，认为霍乱和黄热病这类传染病是通过污染的空气和恶臭的气体传播的。1854年，伦敦又爆发了严重的霍乱，导致许多人死亡。在此期间，一位名叫约翰·斯诺（John Snow）的医生通过实地调查发现患者脏器损害发生在消化系统，从医学的角度出发，如果霍乱真是通过有毒的空气传播的，患者肺部应该会发生损伤。但是，患者的肺部却是正常的。于是他怀疑在接触到患者排泄物之后可能会感染霍乱，也可能是直接接触而患病。

1854年，英国再次发生一场大规模霍乱疫情。约翰·斯诺和亨利·怀特海（Henry Whitehead）牧师一起挨家挨户地调查疾病传播情况，约翰·斯诺搜集了更多的资料，统计死亡人数，并对死亡病例进行回顾和总结，他开创性地将沃罗诺伊图运用到伦敦地图上，标出了所有病例地址，形成点地图，详见图4-1。

当他持续标注数据地图时，他注意到所有报告疫情的地方都位于同一水源沿线，在一口公用水井附近出现了大量的霍乱病例。约翰·斯诺推测，这口水井的水源很可能已经受到污染，并正在感染周围所有的人。他用这张直观的"死亡地图"，说服了当地议会把这口水井封闭起来，劝说大家把水煮沸了再饮用，勤洗手、勤换洗衣物，这些举措实施后，霍乱疫情便在伦敦逐渐消失了。约翰·斯诺创造性地将统计学对比试验和点地图应用于疫情调查，被认为是现代公共卫生学的始祖。

约翰·斯诺在他出版的《霍乱传播的模式》（*On the Mode of Communication of Cholera*），明确指出霍乱是由被污染的水传播的，约翰·斯诺的水污染理论很快得到了外界的认可。1884年，德国微生物学家罗伯特·科赫（Robert Koch）最终分离并确定霍乱的病原体霍乱弧菌，"霍乱案件"至此找到了元凶。约翰·斯诺的水污染理论得到了证实。

霍乱事件告诉人们，如果人们要得出可靠的结论，不要轻易地相信直觉。统计学家的任务就是从相关的事物中分离出那些最有可能的原因，用统计数据来说话。霍乱的传播与水污染有关，约翰·斯诺医生抓住了至关重要的证据，找出了污染的水源是传播霍乱的凶手。

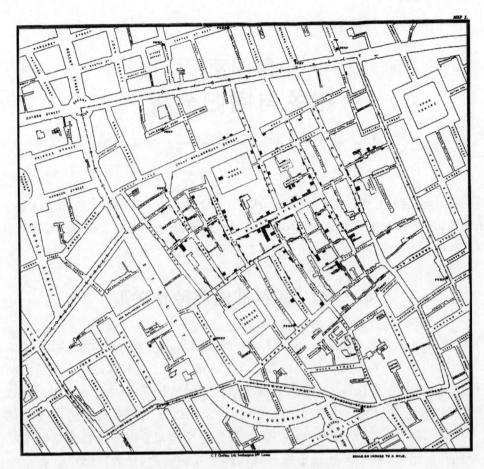

图 4-1　约翰·斯诺(John Snow)绘制的原始地图

〔来源：〔美〕Steven Johnson. 死亡地图. 熊亭玉，译. 北京：电子工业出版社，2017 年〕

第二节　相关与回归方程

现实世界中，每一事物的变化都与周围的事物相互联系。反映客观事物变化之间存在着一定的关联。人们通过实践，发现变量之间的关系可以分成两类。

(1) 函数关系：反映客观事物之间存在的严格依存关系。这种关系可以用一个确切的数学表达式反映出来。例如，圆面积对于半径的依存关系，正方形的面积对于边长的依存关系，等等。

(2) 相关关系：反映客观事物之间存在的非严格、不确定的依存关系，如人群年龄的变化与其血压关系。这种关系不完全是确定的，具有一定的随机性，表现在给定自变量一个数值，其因变量会有若干个数值和它对应，但因变量总是遵循一定规律围绕这些数值的平均数上下波动。

函数关系可以是因与果的关系，而相关关系则不确定是因与果的相关关系。比如，第一节提到的伦敦霍乱与瘴气有关，但两者不存在因果关系。

相关分析是研究两个或两个以上随机变量之间线性依存关系的紧密程度，通常用相关系数和决定系数表示。研究的变量可以都是随机变量，也可以是控制变量与随机变量，一般不区分自变量与因变量。

回归分析是研究某一随机变量(因变量)与另外一个或几个普通变量(自变量)之间的数量变动的依存关系。由回归分析求出的关系式，称为回归方程。回归分析研究的变量要首先明确哪些是自变量，哪些是因变量，且自变量是确定的控制变量，因变量是随机变量。

这里通过一个例题来详细了解相关分析与回归分析的具体内容。

例 4 - 1　用比色法测定 SiO_2 含量,其数据如表 4 - 1。

表 4 - 1　不同 SiO_2 含量与对应的吸收值数据

SiO_2 含量	0.00	0.02	0.04	0.06	0.08	0.10	0.12
吸收值 Y	0.032	0.135	0.187	0.268	0.359	0.435	0.511

从表 4 - 1 的数据趋势可以看出:随着 SiO_2 含量的增加,吸收值 Y 的数值也在增大,两者存在线性关系。选定以吸收值 y 为纵坐标,SiO_2 含量 x 为横坐标,在直角坐标系中标定对应的数据点,表 4 - 1 的 7 组数据就分别对应 7 个点,见图 4 - 2,这样的图称为散点图。

散点图反映了两个相关因素的变化趋势,可以帮助判断用什么形式的数学表达式来表示相关因素的变化规律。本例的散点图显示,用直线 $y = a + bx$ 表达 SiO_2 含量与吸收值 Y 的相关性是很合适的表达式。图 4 - 3 是利用最小二乘法得到最接近这 7 个散点的回归方程:

$$\hat{y} = 0.039 + 3.94x$$

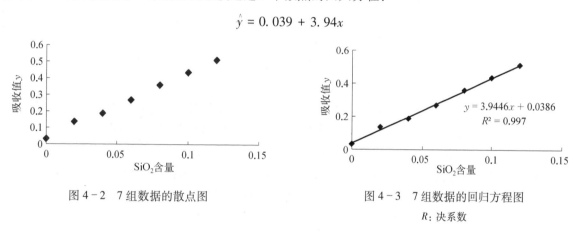

图 4 - 2　7 组数据的散点图　　　　　　图 4 - 3　7 组数据的回归方程图

　　　　　　　　　　　　　　　　　　　　　　R:决系数

第三节　直线相关与回归方程的检验

由样本资料建立的相关分析和回归方程,只是完成了统计分析中相关因素的统计描述,对于相关因素间是否存在确切的直线回归关系还需进行推断,也就是对总体的相关程度作出统计判断,或者对其所建立的总体回归方程 $y = \alpha + \beta x$ 作统计检验。

一、直线相关性检验

两个变量的直线相关的密切程度可由散点图直观地说明。亦可用相关系数 r 的取值大小作出判断,如图 4 - 4 所示:

直线相关系数 r 又称皮尔逊(Pearson)相关系数,它是表示两个变量间具有直线关系的密切程度和相关方向的统计指标。皮尔逊随机样本的相关系数计算公式为

$$r = \frac{\sum_{i=1}^{n}(x_i - \bar{x})(y_i - \bar{y})}{\sqrt{\sum_{i=1}^{n}(x_i - \bar{x})^2 \sum_{i=1}^{n}(y_i - \bar{y})^2}} = \frac{l_{xy}}{\sqrt{l_{xx}l_{yy}}}$$

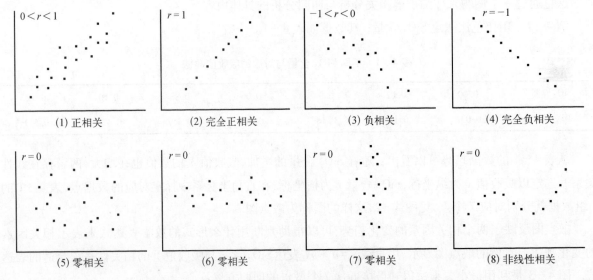

图 4-4　不同相关系数的散点图

相关系数 r 没有测量单位,其数值为 $-1 \leqslant r \leqslant 1$。

由图 4-4 可以看出,散点图呈直线上升趋势时,r 值为正,表示正相关;散点呈直线下降趋势时,r 值为负,表示负相关;r 值为 0,则称零相关,即无直线关系。当 r 值的绝对值为 1 时,称完全相关。生物界影响因素众多,r 值为 1 的机会极少,因而很少有完全相关,经常见到的是 r 值介于 -1 与 $+1$ 之间,即不完全相关。相关系数的绝对值愈接近 1,相关愈密切;相关系数愈接近 0,相关愈不密切。

样本相关系数随着抽样的不同会得到不同的样本相关系数,它是一个随机变量,当样本数无限增多时,样本相关系数的极限值称为总体相关系数 ρ。在实际研究中,总体相关系数 ρ 是未知的,常用样本相关系数 r 进行估计。要判断两个因素是否真的存在直线相关关系,就要检验 r 是否来自 $\rho \neq 0$ 的总体。

例 4-2　某研究所研究某种代乳粉的营养价值时,用 10 只大白鼠做试验,得到大白鼠进食量(g)和体重增加量(g)的数据见表 4-2,试计算进食量与体重增加量之间的直线相关系数(图 4-5)。并对相关性进行检验。

表 4-2　10 只大白鼠进食量(g)和体重增加量(g)

编　号	进食量(g)X	增重(g)Y	XY	X^2	Y^2
1	820	165	135 300	672 400	27 225
2	780	158	123 240	608 400	24 964
3	720	130	93 600	518 400	16 900
4	867	180	156 060	751 689	32 400
5	690	134	92 460	476 100	17 956
6	787	167	131 429	619 369	27 889
7	934	186	173 724	872 356	34 596
8	679	145	98 455	461 041	21 025

续 表

编 号	进食量(g)X	增重(g)Y	XY	X^2	Y^2
9	639	120	76 680	408 321	14 400
10	820	158	129 560	672 400	24 964
合计	7 736	1 543	1 210 508	6 060 476	242 319

解

$$l_{xy} = \sum_{i=1}^{10} x_i y_i - \frac{1}{10}\left(\sum_{i=1}^{10} x_i\right)\left(\sum_{i=1}^{10} y_i\right) = 1\,210\,508 - \frac{1}{10} \times 7\,736 \times 1\,543 = 16\,843.2$$

$$l_{xx} = \sum_{i=1}^{10} x_i^2 - \frac{1}{10}\left(\sum_{i=1}^{10} x_i\right)^2 = 6\,060\,476 - \frac{7\,736^2}{10} = 75\,906.4$$

$$l_{yy} = \sum_{i=1}^{10} y_i^2 - \frac{1}{10}\left(\sum_{i=1}^{10} y_i\right)^2 = 242\,319 - \frac{1\,543^2}{10} = 4\,234.1$$

$$r = \frac{l_{xy}}{\sqrt{l_{xx} \cdot l_{yy}}} = \frac{16\,843.2}{\sqrt{75\,906.4 \times 4\,234.1}} = 0.939\,5$$

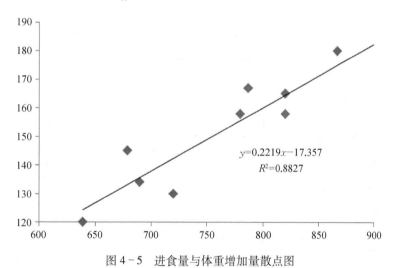

图 4-5 进食量与体重增加量散点图

相关性检验,令 $H_0: \rho = 0$; $H_1: \rho \neq 0$, $\alpha = 0.05$, $f = 10 - 2 = 8$,查相关系数临界值表(附表9),得 $r_{\frac{0.05}{2}}(8) = 0.632$,因 $|r| > r_{\frac{0.05}{2}}(8)$,故 $P < 0.05$ 以显著水平 $\alpha = 0.05$,拒绝 H_0,即 $\rho \neq 0$,可以认为大白鼠的进食量与体重增加量之间存在显著的正相关关系。

注意:当查相关系数临界值不易获得时,可利用 t 分布临界值换算得到统计量 t,相关系数 r 与 t 满足如下关系

$$t = \frac{r\sqrt{n-2}}{\sqrt{1-r^2}}$$

服从自由度 $f = n - 2$ 的 t 分布。

二、回归方程的建立

若数据点的散点趋势大致是直线关系,那么,x 与 y 的经验公式可以用直线方程

$$L: y = a + bx$$

在经验公式 $y = a + bx$ 中,系数 b 和常数项 a 是直线方程中两个待定的参数。如何利用样本资料计算这两个参数呢? 我们希望找到一条"最佳"直线,使直线总的来看最"接近"这些散点。所谓最"接近"的这条直线,就是 x 与 y 关系预测值与实际数据的误差达到最小。

若 (X_1, Y_1),(X_2, Y_2),$\cdots$,(X_n, Y_n) 是由试验测得 X 与 Y 的 n 对样本数据,对应于 X_i 的实测值为 Y_i,由回归方程 $y = a + bx$ 就可以算出相应预测值,记为 $\hat{Y}_i$。

$$\hat{Y}_i = a + bX_i$$

如果令

$$Q = \sum_{i=1}^{n} (Y_i - \hat{Y}_i)^2 = \sum_{i=1}^{n} (Y_i - a - bX_i)^2$$

则 Q 偏差越小,直线方程 $\hat{Y}_i = a + bX_i$ 越能代表实测数据所反映出的直线趋势。这就是通常所说的最小离差平方和原理,又称最小二乘法原理。计算回归系数公式为

$$b = \frac{\sum_{i=1}^{n} x_i y_i - \frac{1}{n}\left(\sum_{i=1}^{n} x_i\right)\left(\sum_{i=1}^{n} y_i\right)}{\sum_{i=1}^{n} x_i^2 - \frac{1}{n}\left(\sum_{i=1}^{n} x_i\right)^2} = \frac{l_{xy}}{l_{xx}}$$

$$a = \frac{1}{n}\sum_{i=1}^{n} y_i - \frac{b}{n}\sum_{i=1}^{n} x_i = \bar{y} - b\bar{x}$$

其中,

$$l_{yy} = \sum_{i=1}^{n} y_i^2 - \frac{1}{n}\left(\sum_{i=1}^{n} y_i\right)^2, \quad l_{xy} = \sum_{i=1}^{n} x_i y_i - \frac{1}{n}\left(\sum_{i=1}^{n} y_i\right)\left(\sum_{i=1}^{n} x_i\right), \quad l_{xx} = \sum_{i=1}^{n} x_i^2 - \frac{1}{n}\left(\sum_{i=1}^{n} x_i\right)^2$$

l_{xy} 表示 X 与 Y 的离均差积和;l_{xx} 表示 X 的离均差平方和,l_{yy} 表示 Y 的离均差平方和。这里 b 通常称为回归系数,a 称为截距。这种估计回归参数 a 和 b 的方法,称为最小二乘法,亦称为普通最小二乘法(ordinary least squares, OLS)估计。

三、回归方程的检验

若 x 与 y 的经验公式可以用直线方程 $y = a + bx$ 表达,每获得一组实验数据,就可建立回归方程,参数 a 与 b 随样本数据而变化,当样本批数无限增大时,参数 a 与 b 的极限值记为 α 与 β,回归方程 $y = \alpha + \beta x$ 称为总体回归方程。

对于获得一组实验数据,Y 值的变异可用式 $\sum_{i=1}^{n} (y_i - \bar{y})^2$ 来反映,可分解为下式:

$$\sum_{i=1}^{n} (y_i - \bar{y})^2 = \sum_{i=1}^{n} \left[(y_i - \hat{y}_i) + (\hat{y}_i - \bar{y}) \right]^2$$

可以证明:

$$\sum_{i=1}^{n} (y_i - \bar{y})^2 = \sum_{i=1}^{n} (y_i - \hat{y}_i)^2 + \sum_{i=1}^{n} (\hat{y}_i - \bar{y})^2$$

若记,$SS_{总} = \sum_{i=1}^{n} (y_i - \bar{y})^2$,$SS_{回} = \sum_{i=1}^{n} (\hat{y}_i - \bar{y})^2$,$SS_{残} = \sum_{i=1}^{n} (y_i - \hat{y}_i)^2$,则有

$$SS_{总} = SS_{回} + SS_{残}$$

回归方程检验的基本思想是:如果 X 与 Y 之间不存在线性回归关系,则 $SS_{回}$ 与 $SS_{残}$ 都是其他随机因素对 Y 的影响,由此描写变异的回归均方 $MS_{回}$ 与残差均方 $MS_{残}$ 应近似相等,总体回归系数 $\beta = 0$,反之,$\beta \neq 0$。

回归系数的假设检验,选择的统计量为

$$F = \frac{SS_{回} / (n - 1)}{SS_{残} / (n - 2)} = \frac{MS_{回}}{MS_{残}}$$

所以,亦称为 F 检验或方差分析。

统计量 F 服从自由度为 $f_{总} = n - 1$,$f_{残} = n - 2$ 的 F 分布,求出 F 值后,查 F 界值表,得 F 临界值,按所取检验水准作出推断结论。

例 4 - 3　对例 4 - 2 中所求得的直线回归方程进行 F 检验。

$H_0 : \beta = 0$,即体重增加量与进食量之间无直线关系。

$H_1 : \beta \neq 0$,即体重增加量与进食量之间有直线关系,$\alpha = 0.05$。

$$SS_{总} = l_{yy} = 242\ 319 - \frac{1\ 543^2}{10} = 4\ 234.1$$

$$SS_{回} = \frac{l_{xy}^2}{l_{xx}} = \frac{16\ 843.2^2}{75\ 906.4} = 3\ 737.410\ 6$$

$$SS_{残} = SS_{总} - SS_{回} = 4\ 234.1 - 3\ 737.410\ 6 = 496.689\ 4$$

$$F = \frac{MS_{回}}{MS_{残}} = \frac{SS_{回} / 1}{SS_{残} / (n - 2)} = \frac{3\ 737.410\ 6/1}{496.689/8} = 60.197\ 2$$

列出方差分析表(表 4 - 3):

表 4 - 3　方差分析表

变异来源	自由度	SS	MS	F	P
回归	1	3 737.410 6	3 737.410 6	60.197 2	P<0.01
残差	8	496.689 0	62.086 1		
总和	9	4 234.099 6			

计算 F 临界值得,$F_{0.01}(1, 8) = 11.258\ 6$,$F_{0.99}(1, 8) = 0.000\ 2$,$F > F_{0.01}(1, 8)$,$P < 0.01$,拒绝 H_0,接受 H_1,可以认为体重增加量与进食量之间存在线性关系。

四、回归方程总效果的度量

$SS_{总} = \sum_{i=1}^{n} (y_i - \bar{y})^2$ 为回归方程的离均差总平方和,表示因变量 Y 总的变异,又称总离差和。

$SS_{回} = \sum_{i=1}^{n} (\hat{y}_i - \bar{y})^2$ 称回归平方和,表示在 Y 总的变异中,可以用回归方程 $\hat{y} = a + bx$ 来解释的部分。

$SS_{残} = \sum_{i=1}^{n} (y_i - \hat{y}_i)^2$ 称残差平方和,说明除 X 对 Y 的线性影响之外的一切其他随机因素对 Y 的影响。

若回归方程的预测效果比较好,则 $SS_{残}$ 取值应该比较小,也就意味着 $SS_{回}$ 在 $SS_{总}$ 总比率会较大。用决定系数 R^2 来表示这个比率:

$$R^2 = \frac{SS_{回}}{SS_{总}} = 1 - \frac{SS_{残}}{SS_{总}}$$

决定系数 R^2 可衡量回归方程解释观测数据拟合效果的能力大小,其数值越接近于 1 说明回归方程拟合效果越好,决定系数 R^2 是介于 0 与 1 之间的非负数。当回归方程只有一个自变量时,决定系数 R^2 就是 Pearson 相关系数,即 $R^2 = r^2$。

五、过定点 (x_0, y_0) 的回归方程

医药实验中在应用直线回归时,经常要求所拟合的直线必须经过某定点 (x_0, y_0),这些情况在应用光电比色、荧光分析、火焰光度测定及同位素测定等来绘制标准直(曲)线时经常遇到。这时,需用另一套专用计算公式。根据最小二乘法原理,

过定点 (x_0, y_0) 的回归方程 $\hat{y} - y_0 = b(x - x_0)$

回归系数 b 的计算公式 $b = \dfrac{\sum\limits_{i=1}^{n} (x_i - x_0)(y_i - y_0)}{\sum\limits_{i=1}^{n} (x_i - x_0)^2}$

b 的显著性检验公式为 $t = \dfrac{b}{\sqrt{\dfrac{\sum\limits_{i=1}^{n} (y_i - \hat{y}_i)^2}{(n-1)\sum\limits_{i=1}^{n} (x_i - x_0)^2}}}$

自由度 $f = n - 1$

例 4 - 4　在人血浆蛋白的双缩脲呈色反应中,将不同浓度 $X(\mu g/mL)$ 的血浆蛋白,经双缩脲试剂呈色后,在 SP - 500Unican 分光光度计上选取波长为 310~390 nm 的波段,测其光密度,结果如表 4 - 4。

表 4 - 4　不同浓度 $X(\mu g/mL)$ 的血浆蛋白的光密度

血浆蛋白浓度($\mu g/mL$)	0.5	1	1.5	2	2.5
波长 310 nm	0.210	0.462	0.639	0.910	1.215
波长 390 nm	0.024	0.048	0.064	0.101	0.131
Y(nm)	0.186	0.414	0.575	0.809	1.084

Y 为 310 nm 与 390 nm 时所测得光密度的差值,Y 与 X 呈线性关系,求 X 与 Y 的回归方程(实验操作规定浓度 $X = 0$ 时,必须将 Y 值调整为 0)。

$$b = \frac{\sum\limits_{i=1}^{n} x_i y_i}{\sum\limits_{i=1}^{n} x_i^2} = \frac{5.697\,5}{13.75} = 0.414\,4$$

$$t = \frac{0.414\,4}{0.009\,7} = 42.721\,6, \quad f = n - 1$$

$$t_{\frac{0.01}{2}} = 8.610, \quad t > t_{\frac{0.01}{2}}, \quad 回归方程有显著意义$$

第四节 秩相关分析

线性相关是对两组定量数据的直线关系的密切程度作出度量。当数据中有定性数据或非线性关系时,可用秩相关计算两组资料的相关性,秩相关适用范围较广;尤其适用于某些指标不便准确地测量,而只能以严重程度、成效大小、名次先后或综合判断等方式定出等级或次序的资料。常用的是斯皮尔曼(Spearman)秩相关,亦称斯皮尔曼等级相关(Spearman's rank correlation)。

一、秩相关系数

Spearman 秩相关的基本思想是:分别对两个观察指标的观察值 X 和 Y 作秩变换,用秩次 P_x 和 P_y 表示原始数据。Spearman 秩相关系数(以下简称秩相关系数)r_s 的计算公式为

$$r_s = \frac{\sum_{i=1}^{n}(P_{x_i} - \overline{P}_x)(P_{y_i} - \overline{P}_y)}{\sqrt{\sum_{i=1}^{n}(P_{x_i} - \overline{P}_x)^2 \sum_{i=1}^{n}(P_{y_i} - \overline{P}_y)^2}}$$

其中,P_{x_i},P_{y_i} 分别是变量 X、Y 的秩次。可以注意到,秩相关系数计算公式与直线相关系数的计算公式类似,只是把式中的 X、Y 换成其秩次 P_x 和 P_y 表示,秩相关系数的含义和取值范围也与直线相关系数相同。上述表达式可变换为

$$r_s = 1 - \frac{6 \times \sum_{i=1}^{n} d_i^2}{n(n^2 - 1)} = 1 - \frac{6 \times \sum_{i=1}^{n}(p_{x_i} - p_{y_i})^2}{n(n^2 - 1)}$$

秩相关系数又称为等级相关系数,可利用两变量的秩次大小作线性相关分析,对原始变量的分布不做要求,属于非参数统计方法。

与 Pearson 相关系数类似。秩相关系数 r_s 没有单位,取值范围为 $-1 \leqslant r_s \leqslant 1$。$r_s$ 的符号表示相关方向。$r_s > 0$ 称为正相关,$r_s < 0$ 称为负相关。$|r_s|$ 表示两个变量间直线关系的密切程度:r_s 相关系数的绝对值接近 1,表示两个变量间的相关程度愈密切。$r_s = 0$,表明两个变量不相关。

例 4 - 5 在肝癌病因研究中,调查了 10 个地区肝癌死亡率(1/10 万)及某种食物中黄曲霉素相对含量(以最高含量为 10),资料如表 4 - 5 所示,试用等级相关检验它们之间的关系。

表 4 - 5 肝癌死亡率与黄曲霉素相对含量

地区编号	1	2	3	4	5	6	7	8	9	10
黄曲霉素相对含量	0.7	1.0	1.7	3.7	4.0	5.1	5.5	5.7	5.9	10.0
肝癌死亡率(1/10 万)	21.5	18.9	14.4	46.5	27.3	64.6	46.3	34.2	77.6	55.1

解 假设总体的相关系数 $H_0: \rho_s = 0$。

将两个因素的观察值分别从小到大按顺序定出等级,见表4-6中的第三列、第五列。若遇有相等的数值时,则应将相应的等级求均数,作为这些观察值的等级。其余观察值的等级不变。

计算每对观察值的等级差数 d、d^2,见表4-6的第6列和第7列。

表4-6 计算等级相关系数的过程值

地区编号	黄曲霉素相对含量		肝癌死亡率		d	d^2
	X	等 级	Y	等 级		
1	0.7	1	21.5	3	−2	4
2	1.0	2	18.9	2	0	0
3	1.7	3	14.4	1	2	4
4	3.7	4	46.5	7	−3	9
5	4.0	5	27.3	4	1	1
6	5.1	6	64.6	9	−3	9
7	5.5	7	46.3	6	1	1
8	5.7	8	34.2	5	3	9
9	5.9	9	77.6	10	−1	1
10	10	10	55.1	8	2	4
合计						42

计算秩相关系数 r_s。

$$r_s = 1 - \frac{6 \times \sum_{i=1}^{n} d_i^2}{n(n^2 - 1)} = \frac{6 \times 42}{10(10^2 - 1)} = 0.745$$

说明肝癌死亡率与黄曲素相对含量间存在着正相关关系。即肝癌死亡率随食物中黄曲霉素含量增加而升高。

二、秩相关系数检验

秩相关系数是通过样本计算得到的,两个总体是否存在显著的等级相关是需要进行统计检验的,即要检验总体等级相关系数 $\rho_s = 0$ 是否为假。

在 $n < 20$ 时,可用秩相关系数 r 的类似方法检验, $n > 20$ 时,可用 t 检验判断样本秩相关系数 r_s 是否来自 $\rho_s = 0$ 的总体。

H_0: $\rho_s = 0$ 假设下,选择统计量

$$t = r_s \sqrt{\frac{n - 2}{1 - r_s^2}}, \quad f = n - 2$$

在 $n > 30$ 时,可用近似服从正态分布的统计量

$$u = r_s \sqrt{n-1}$$

检验判断样本相关系数 r_s 是否来自 $\rho_s = 0$ 的总体。

例 4-6 10 名患者参加家庭计划的时间长度(天)和每名患者每天的费用(元)如表 4-7。

表 4-7 医疗家庭计划的时间(天)与患者每天的费用(元)

患者编号	时间(X)	等 级	费用(Y)	等 级	d	d^2
1	10	1	516	10	-9	81
2	150	10	122	3	7	49
3	143	9	82	1	8	64
4	25	2	262	7	-5	25
5	132	8	135	4	4	16
6	85	3	300	9	-6	36
7	118	6	86	2	4	16
8	129	7	268	8	-1	1
9	70	4	203	6	-2	4
10	92	5	164	5	0	0
合计						292

请问参加的时间长度和费用是否相关?

解 根据等级相关系数的计算公式,得

$$r_s = 1 - \frac{6 \times \sum_{i=1}^{n} d_i^2}{n(n^2-1)} = -0.770$$

秩相关系数的检验假设为: $H_0 : \rho_s = 0$, $H_1 : \rho_s \neq 0$

计算统计量, $t = r_s \sqrt{\dfrac{n-2}{1-r_s^2}} = -3.41338$

$f = n - 2 = 8$, 查 t 临界值表, $t_{\frac{0.05}{2}}(8) = 2.306 < 3.41338 = |t|$, 拒绝 H_0 可以认为参加家庭计划的时间长度和每天的费用之间有负相关关系。

第五节 多元线性回归分析

前面介绍的直线回归是研究一个变量与一个变量间的线性趋势的数量关系。在医药科学研究中也常会遇见一个因变量与多个自变量数量关系的问题,如食物中各微量元素摄入量与心血管病发病率的关系,血清中高密度脂蛋白、低密度脂蛋白与各载脂蛋白的关系,复方中多种药物间的配伍用量关系等。而多元线性回归分析就是研究一个因变量与多个自变量间线性关系的统计方法。

一、多元线性回归方程模型和条件

设有 m 个自变量 X_1, X_2, $\cdots$, X_m, 一个因变量 Y, 实验观察了 n 组数据, 数据格式如表 4-8 所示。

表 4-8   多元线性回归数据格式

	X_1	X_2	$\cdots$	X_m	Y
1	x_{11}	x_{12}	$\cdots$	x_{1m}	y_1
2	x_{21}	x_{22}	$\cdots$	x_{2m}	y_2
$\vdots$	$\vdots$	$\vdots$	$\cdots$	$\vdots$	$\vdots$
n	x_{n1}	x_{n2}	$\cdots$	x_{nm}	y_n

因变量 Y 与自变量 X_1, X_2, $\cdots$, X_m 间的多元线性回归方程的一般形式为

$$Y = \beta_0 + \beta_1 X_1 + \beta_2 X_2 + \cdots + \beta_m X_m + \varepsilon$$

其中, β_0 为常数项或称截距, $\beta_i (i = 1, 2, \cdots, m)$ 称为偏回归系数或简称回归系数, 表示在其他自变量不变的情况下, X_i 增加或减少一个单位时 Y 的平均变化量, 而 ε 表示去除 m 个自变量对 Y 的影响后的随机误差项, 也称残差。一般要求随机误差项不具有系统偏差效应, 即假定 $E(\varepsilon) = 0$, 此时有

$$EY = \beta_0 + \beta_1 X_1 + \beta_2 X_2 + \cdots + \beta_m X_m$$

β_0, β_1, $\cdots$, β_m 一般是未知的, 若根据样本观测数据拟合回归系数的估计值, 可以得到样本的线性回归方程, 一般形式为

$$\hat{Y} = b_0 + b_1 X_1 + b_2 X_2 + \cdots + b_m X_m$$

多元线性回归分析的主要任务一是根据样本的资料求出上述回归方程, 即求得 b_0, b_1, b_2, $\cdots$, b_m; 二是对求得的回归方程和各自变量进行假设检验。

多元线性回归方程的应用需要满足以下条件:

(1) Y 与 X_1, X_2, $\cdots$, X_m 之间是线性相关的。

(2) X_1, X_2, $\cdots$, X_m 是确定性变量, 可以控制或预先给定, 且 X_1, X_2, $\cdots$, X_m 之间不存在线性关系或较强的统计相关性。

(3) 各 ε_i 为独立的随机误差, 且服从 $N(0, \sigma^2)$ 分布, 即残差项在不同样本点之间是独立的, 无自相关, 但方差相等。等价于对于任意一组自变量 X_1, X_2, $\cdots$, X_m 值, 因变量 Y 都具有相同方差, 并且服从正态分布。

二、多元线性回归方程的建立

与一元回归分析类似, 多元线性回归方程中参数的估计也可采用最小二乘法得到。最小二乘法要求残差平方和 $Q = \sum (Y_i - \hat{Y}_i)^2 = \sum [Y_i - (b_0 + b_1 X_{1i} + \cdots + b_m X_{mi})]^2$ 达到最小。根据微分知识, 回归系数应满足下列方程组

$$\frac{\partial Q}{\partial b_0} = 0, \quad \frac{\partial Q}{\partial b_1} = 0, \cdots, \quad \frac{\partial Q}{\partial b_m} = 0$$

上述关系式可表示为如下正规方程组

$$\begin{cases} l_{11}b_1 + l_{12}b_2 + \cdots + l_{1m}b_m = l_{1Y}, \\ l_{21}b_1 + l_{22}b_2 + \cdots + l_{2m}b_m = l_{2Y}, \\ \cdots\cdots \\ l_{m1}b_1 + l_{m2}b_2 + \cdots + l_{mm}b_m = l_{mY} \end{cases}$$

其中 $l_{jk} = \sum_i (x_{ij} - \overline{x_j})(x_{ik} - \overline{x_k})$，$l_{jY} = \sum_i (x_{ij} - \overline{x_j})(y_i - \overline{y})$（$i = 1, 2, \cdots, n; j = 1, 2, \cdots, m$）。$b_0 = \overline{y} - (b_1\overline{x_1} + b_2\overline{x_2} + \cdots + b_m\overline{x_m})$，$\overline{x_j}$ 为第 j 个自变量的样本均数，解正规方程组，可求得 b_0, b_1, $\cdots$, b_m 唯一解。

例 4-7　有研究认为血清中高密度脂蛋白降低是引起动脉硬化的一个重要原因，现测量了 30 名被怀疑有动脉硬化的就诊患者的载脂蛋白 A1、载脂蛋白 B、载脂蛋白 E、载脂蛋白 C 和高密度脂蛋白中的胆固醇含量，资料见表 4-9，试分析 4 种载脂蛋白对高密度脂蛋白中胆固醇含量的影响。

表 4-9　30 名患者载脂蛋白和高密度脂蛋白中胆固醇含量的测量结果

编　号	载脂蛋白 A1 （mg/dL）	载脂蛋白 B （mg/dL）	载脂蛋白 E （mg/dL）	载脂蛋白 C （mg/dL）	高密度脂蛋白 Y （mg/dL）
1	173	106	7.0	14.7	62
2	139	132	6.4	17.8	43
3	198	112	6.9	16.7	81
4	118	138	7.1	15.7	39
5	139	94	8.6	13.6	51
6	175	160	12.1	20.3	65
7	131	154	11.2	21.5	40
8	158	141	9.7	29.6	42
9	158	137	7.4	18.2	56
10	132	151	7.5	17.2	37
11	162	110	6.0	15.9	70
12	144	113	10.1	42.8	41
13	162	137	7.2	20.7	56
14	169	129	8.5	16.7	58
15	129	138	6.3	10.1	47
16	166	148	11.5	33.4	49
17	185	118	6.0	17.5	69
18	155	121	6.1	20.4	57
19	175	111	4.1	27.2	74

编　号	载脂蛋白 A1 （mg/dL）	载脂蛋白 B （mg/dL）	载脂蛋白 E （mg/dL）	载脂蛋白 C （mg/dL）	高密度脂蛋白 Y （mg/dL）
20	136	110	9.4	26.0	39
21	153	133	8.5	16.9	65
22	110	149	9.5	24.7	40
23	160	86	5.3	10.8	57
24	112	123	8.0	16.6	34
25	147	110	8.5	18.4	54
26	204	122	6.1	21.0	72
27	131	102	6.6	13.4	51
28	170	127	8.4	24.7	62
29	173	123	8.7	19.0	85
30	132	131	13.8	29.2	38

由于多元回归分析的计算复杂，一般都是用计算机统计软件来完成。在本例中样本数 $n=30$，自变量数 $m=4$，通过统计软件 SPSS 计算可建立多元线性回归方程为

$$\hat{Y} = -2.1323 + 0.4833X_1 - 0.0527X_2 - 0.2944X_3 - 0.4150X_4$$

第六节　多元线性回归方程的检验

在实际问题中，由于拟合的多元线性回归方程只是根据一些定性分析所作的一种假设。因此，当得到回归系数建立回归方程后，还需对方程进行假设检验。下面介绍两种统计检验方法，一种是整体对回归方程的假设检验，另一种是对于各回归系数的假设检验。

一、线性回归方程的假设检验

对多元线性回归方程的显著性检验就是看各自变量从整体上对随机变量 Y 是否有明显的影响。为此提出原假设

$$H_0: \beta_1 = \beta_2 = \cdots = \beta_m = 0 \quad H_1: 各 \beta_j 不全为 0$$

如果 H_0 被接受，则表明随机变量 Y 与 X_1，X_2，$\cdots$，X_m 之间的关系不适宜用线性回归方程表示。类似一元回归方程的检验，将因变量 Y 的总变异分解为两部分，即

$$SS_{总} = \sum_{i=1}^{n} (Y_i - \bar{Y})^2 = \sum_{i=1}^{n} (\hat{Y}_i - \bar{Y})^2 + \sum_{i=1}^{n} (Y_i - \hat{Y}_i)^2$$

其中，$\sum_{i=1}^{n} (\hat{Y}_i - \bar{Y})^2$ 为回归平方和，记为 $SS_{回}$，自由度为 m；$\sum_{i=1}^{n} (Y_i - \hat{Y}_i)^2$ 为残差平方和，记为 $SS_{残}$，自由度为 $n - m - 1$。则对于多元回归方程，同样可有 $SS_{总} = SS_{回} + SS_{残}$。

回归平方和 $SS_{回}$ 体现了 n 个估计值 $\hat{y}_i(i=1,2,\cdots,m)$ 的波动大小，$SS_{回}$ 与 $SS_{总}$ 越接近，说明回归方程的效果越好，代表了线性回归方程的可解释能力。$SS_{残}$ 可视为是由线性模型以外的其他因素所引起的波动。

构造 F 检验统计量

$$F = \frac{SS_{回}/m}{SS_{残}/(n-m-1)} = \frac{MS_{回}}{MS_{残}} \sim F(m, n-m-1)$$

如果 $F > F_\alpha(m, n-m-1)$，则在 α 水平上拒绝 H_0，接受 H_1，认为因变量 Y 与 m 个自变量 X_1，X_2，$\cdots$，X_m 之间存在线性回归关系。方差分析表见表 4-10。

表 4-10 方差分析表

变异来源	自由度	平方和	均 方	F 值	P 值
回归	m	$SS_{回}$	$\dfrac{SS_{回}}{m}$		
残差	$n-m-1$	$SS_{残}$	$\dfrac{SS_{残}}{(n-m-1)}$	$\dfrac{SS_{回}/m}{SS_{残}/(n-m-1)}$	$P(F > F\text{值}) = $ 概率值
总变异	$n-1$	$SS_{总}$			

例 4-8 用一定浓度乌头碱恒速注射于大鼠静脉，从注射开始到发生心律失常所需时间作为观察指标，预先注射一定量的常咯啉，可延长发生心律失常的时间，但这个时间又与乌头碱注射速度有关，速度越快，产生心律失常的时间越短，表 4-11 为常咯啉的不同对数剂量(X_1)，乌头碱的不同静脉注射速度(X_2)与产生心律失常所延长的时间(Y)的关系，试求出在 X_1 与 X_2 上的线性回归方程，并检验这个方程的合理性。

表 4-11 不同剂量常咯啉、乌头碱不同速度(X_2)与心律失常所延长的时间

编 号	常咯啉对数量 X_1(mg/kg)	乌头碱静脉注射速度 X_2(mg/min)	产生心律失常延长时间 Y(min)
1	0.07	5.6	15.7
2	0.01	7.1	14.9
3	0.11	2.6	20.9
4	0.11	6.6	17.5
5	0.07	5.2	19.2
6	0.11	5.5	21.8
7	0.03	4.7	20.5
8	0.01	6.8	14.5
9	0.02	5.4	18.6
10	0.21	2.9	23.2

续　表

编　号	常咯啉对数量 X_1(mg/kg)	乌头碱静脉注射速度 X_2(mg/min)	产生心律失常延长时间 Y(min)
11	0.01	4	16.8
12	0.11	3.1	22.7
13	0.1	3.1	21.9

解　首先,建立适用于 SPSS 统计软件使用的"回归分析数据文件",然后,经 SPSS 统计软件处理,得回归方程为

$$\hat{Y} = 22.45 + 22.13X_1 - 1.041X_2$$

由方差分析表 4-12,$P<0.01$,说明回归方程很好地表达了发生心律失常的时间与乌头碱注射速度及常咯啉用量之间的关系。

表 4-12　方差分析表

方差来源	离差平方和	自由度	均　方	F	显著性
回归	79.4	2	39.97	13.96	$P<0.01$
剩余	28.63	10	2.863		
总和	108.57	12		$F_{0.01}(2, 10) = 7.56$	

二、自变量显著性的假设检验

在一元回归分析中,回归方程的显著性等价于自变量的显著性。在多元线性回归中,回归方程显著并不意味着每个自变量对 Y 的影响都显著,我们总想从回归方程中剔除那些次要的、可有可无的自变量,重新建立更为简单的回归方程,因此,就需要对每个自变量进行显著性检验。即分别检验每个回归系数是否为 0,等价于检验假设

$$H_{0j}: \beta_j = 0, \quad j = 1, 2, \cdots, m$$

如果接受原假设 H_{0j},则自变量 X_j 与 $\hat{Y}$ 之间线性关系无统计学意义;如果拒绝原假设 H_{0j},则自变量 X_j 与 $\hat{Y}$ 之间线性关系有统计学意义。

检验统计量

$$t_j = \frac{b_j}{S_{b_j}} \sim t(n-m-1), \quad j = 1, 2, \cdots, m$$

或

$$F_j = \frac{SS_{回(-j)}/1}{SS_{残}/(n-m-1)} \sim F(1, n-m-1), \quad j = 1, 2, \cdots, m$$

式中,S_{b_j} 为第 j 个回归系数 b_j 的标准误,$SS_{回(-j)}$ 指将拟检验的 X_j 剔除,重新建立的 $m-1$ 个自变量的回归方程的回归平方和,称为 X_j 的偏回归平方和。t 检验和 F 检验的结论是一致的,因计算复杂,易用计算机来完成。

在实际应用中,经常会出现回归方程检验通过,而回归系数检验不能通过,其可能的原因主要有:第一,选择的自变量对因变量事实上并无显著性影响;第二,选择的自变量具有多重共线性。因而,在回归模型中变量不是越多越好,为此可以剔除个别不显著的自变量,或者处理自变量的多重共线性,以提高方程的质量。

例 4-9 对例 4-7 中所求得的直线回归方程进行假设检验。

解 (1)回归方程的假设检验

$H_0: \beta_1 = \beta_2 = \beta_3 = \beta_4 = 0$,即高密度脂蛋白与载脂蛋白之间无直线关系。

通过统计软件计算得表 4-13。

表 4-13 方差分析表

变异来源	自由度	平方和	均　方	F 值	P
回归	4	4 392.581	1 098.145		
残差	25	1 220.886	48.835	22.487	$P < 0.01$
总变异	29	5 613.467			

(2)各自变量的假设检验

$H_{01}: \beta_1 = 0$,即载脂蛋白 A1 与高密度脂蛋白中无线性关系。

通过统计软件计算,$t_1 = 8.385$,$|t_1| > t_{\frac{0.01}{2}(25)} = 2.787$,双侧 $P < 0.01$,以 $\alpha = 0.01$ 水平上拒绝 H_0,接受 H_1,b_1 有统计学意义,即载脂蛋白 A1 与高密度脂蛋白存在线性关系。

同理,$t_2 = -0.64$,$t_3 = -0.36$,$t_4 = -1.558$,$|t_3| < |t_2| < |t_4| < t_{\frac{0.05}{2}(25)} = 2.06$,双侧概率 $P > 0.05$,以 $\alpha = 0.05$ 水平不能拒绝 H_0,b_2、b_3、b_4 没有统计学意义,即不能认为 3 种载脂蛋白与高密度脂蛋白存在线性关系。

三、多元回归方程的决定系数

在多元线性回归中,定义决定系数 R^2,其计算公式为 $R^2 = \dfrac{SS_{回}}{SS_{总}} = 1 - \dfrac{SS_{残}}{SS_{总}}$。

决定系数用以描述回归方程对样本观测值的拟合程度。表示 m 个自变量建立的回归方程能够解释 Y 变化的百分比,R^2 的取值在 $[0, 1]$ 区间内,R^2 越接近 1,表明回归拟合的效果越好;R^2 越接近 0,表明回归拟合的效果越差。决定系数 R^2 的平方根 R 称为复相关系数,复相关系数的性质与决定系数的性质是一样的,均反映模型的拟合情况。

但是,R^2 取值的大小还取决于模型中包含的自变量个数的多少。在已获得样本观测值的前提下,总离差平方和为既定的数值,所以模型中增加新的自变量,不能改变总离差平方和,却有可能增加回归平方和。这样,R^2 表达式中分母不变而分子增大,结果使 R^2 值提高。假如只想使 R^2 值更大,只需将更多的自变量加到模型之中,当样本量 n 与自变量的个数接近时,R^2 易接近 1,因此显然用 R^2 或 R 的大小衡量方程的优劣是有缺陷的,这显然不是想要得到的结果。此时可计算校正的决定系数 R_C^2。

$$R_C^2 = 1 - \frac{SS_{残}(n-1)}{SS_{总}(n-m-1)}$$

R_C^2 的平方根即为校正复相关系数 R_C。两者的意义也是反映模型的拟合优度,但它们对方程中自变量个数的影响进行了"校正"。由 R_C^2 的计算公式可知,自变量数 m 增加,分子 $SS_{残}$ 虽会随之减小,但分母也会减小,在 n 较大的时候, R^2 或 R_C^2 等于 0.7 左右就可以给回归模型以肯定的考虑。

第七节　多元线性回归分析注意事项

一、多重共线性问题

多重共线性是多元回归分析中出现的特有问题。若出现严重的多重共线性问题,前面的一系列统计方法可能失效,导致错误的判定,使预测失效,需特别引起注意。

多重共线性的存在会改变回归系数。存在多重共线性时,任何一个自变量的回归系数,依赖于包括在模型中的其他自变量。所以回归系数并不能反映方程中任一个具体自变量对因变量的影响,而只是方程在给定与其相关的自变量后,一个"偏"的影响。多重共线性不会降低模型的拟合能力,但会使回归平方和、残余平方和的含义变得模糊。多重共线性会引起回归系数估计不稳定(回归系数估计量的方差随着变量之间的样本相关性增加而增大)。

综上所述,严重的多重共线性在回归建模中产生相当大的危害。但也应当注意到,在实际应用中,如果研究的目的仅在于对因变量作出预测,各个自变量之间的多重共线性关系在未来仍将继续保持,此时,虽然无法精确地估计出个别回归系数,但可以估计出这些系数的某个线性组合(用于预测)。此时,在不考虑计算误差的情况下,多重共线性也可能不算是严重的问题。

如何识别回归模型中自变量之间存在多重共线性呢? 大家注意,这里用"识别",而不是"检验",主要是因为判定多重共线性存在,多为经验准则,有别于显著性检验方法。下面介绍几种常用的识别方法。

(一) 直观判定法

(1) 某些自变量对因变量具有重要影响,但在回归方程中没有通过显著性检验。

(2) 当模型中引入或剔除一个自变量,或小幅改变一个观测值时,回归系数的估计值有较大的变化。

(3) 回归系数估计值的符号与实际经验判断相违背。

(4) F 检验通过,而有的回归系数的 t 检验未通过。

(二) 相关系数识别法

该方法是利用自变量之间的线性相关程度去判断是否存在严重多重共线性的一种简便做法。一般而言,若几对自变量的两两相关系数比较高,比如大于 0.8,则应怀疑有较严重的多重共线性存在。相关系数只能对多重共线性作出大致判断。

(三) 膨胀因子识别法

对于多元统计模型来说,由于存在多个自变量,可以就自变量建立辅助回归,即分别将每个自变量视为因变量,对剩余的自变量建立回归方程,在自变量间无线性关系时这样的回归方程之决定系数 R_i^2 应该很小才对。这时若某个 R_i^2 接近于 1,则说明 X_i 有依赖于其他自变量的线性关系,即 X_i 与其他变量存在共线性。为度量这种依赖性,引入第 i 个变量的方差膨胀因子:

$$\text{VIF}_i = \frac{1}{1 - R_i^2}$$

显然，VIF 数值肯定大于 1，它越大则说明线性依赖关系越严重（即存在共线性）。通常认为，若 VIF<5，则认为共线性不严重；若 5≤VIF≤10，则认为有中等程度的共线性，处理时要格外小心；若 VIF>10，则认为共线性严重，必须设法解决。

例 4-10 某种水泥在凝固时放出的热 $Y(\text{cal/g}, 1\text{ cal}\approx4.19\text{ J})$ 与水泥中 4 种化学物质 X_1、X_2、X_3、X_4 含量有关。现记录了 13 组数据，列入表 4-14 中，试建立热量 y 与化学成分间的回归方程。

表 4-14 不同成分组合水泥凝固时散热量数据记录

编 号	X_1	X_2	X_3	X_4	Y
1	7	26	6	60	78.5
2	1	29	15	52	74.3
3	11	56	8	20	104.3
4	11	31	8	47	87.6
5	7	52	6	33	95.9
6	11	55	9	22	109.2
7	3	71	17	6	102.7
8	1	31	22	44	72.5
9	2	54	18	22	93.1
10	21	47	4	26	115.9
11	1	40	23	34	83.8
12	11	66	9	12	113.3
13	10	68	8	12	109.4

解 首先，建立适用于 SPSS 统计软件使用的"回归分析数据文件"。

然后，经 SPSS 统计软件处理，得回归方程为

$$\hat{Y} = 62.4 + 1.55X_1 + 0.510X_2 + 0.102X_3 - 0.144X_4$$

计算可得，$R = 98.2\%$，$R_c = 97.4\%$。

表 4-15 方差分析表

方差来源	离差平方和	自由度	均 方	F	显著性
回归	2667.90	4	666.97	111.48	$P=0.000<0.05$
剩余	47.86	8	5.98		
总和	2715.76	12		$F_{0.01}(4,8)=2.69$	

由表 4-15 的显著性可知，回归方程是有统计意义的。

计算各变量的检验结果（表 4-16）：

表 4-16 回归系数检验

自变量	系 数	系数标准误	T	P	膨胀因子
常量	62.41	70.07	0.89	0.399	
$X1$	1.551 1	0.744 8	2.08	0.071	38.496
$X2$	0.510 2	0.723 8	0.70	0.501	254.423
$X3$	0.101 9	0.754 7	0.14	0.896	46.868
$X4$	-0.144 1	0.709 1	-0.20	0.844	282.513

决定系数 $R = 98.2\%$, $R_c = 97.4\%$ 也显示回归总效果显著,而表 4-16 的 4 个自变量检验中竟然没有一个是显著的,这种自相矛盾的统计结论,究竟哪里出错? 计算 4 个变量的相关系数(表 4-17)。

表 4-17 变量之间的相关系数

相关关系	X_1	X_2	X_3
$X2$	0.229		
P 值	0.453		
$X3$	-0.824	-0.139	
P 值	0.001	0.650	
$X4$	-0.245	-0.973	0.03
P 值	0.419	0.000	0.924

表 4-17 相关分析结果说明: X_1 与 X_3, X_2 与 X_4 都高度负相关,表 4-16 中 4 个自变量的方差膨胀因子都超过 10,可见它们之间相关很严重。删去 X_3 与 X_4,重新建立回归方程:

回归方程为

$$\hat{Y} = 52.6 + 1.47X_1 + 0.662X_2$$

计算可得, $R = 97.9\%$, $R_c = 97.4\%$。

表 4-18 方差分析表

方差来源	离差平方和	自由度	均 方	F	显著性
回归	2 657.9	2	1 328.9	229.50	$P = 0.000 < 0.05$
剩余	57.9	10	5.8		
总和	2 715.8	12		$F_{0.01}(2, 10) = 7.56$	

表 4-18 的方差分析显示回归效显著,表示回归方程的是有统计意义的。

计算各变量的检验结果(表 4-19):

表 4 - 19　回归系数检验

自变量	系　数	系数标准误	T	P	膨胀因子
常量	52. 577 0	2. 286 00	23. 00	0. 000	
X_1	1. 468 3	0. 121 30	12. 10	0. 000	1. 055
X_2	0. 662 3	0. 045 85	14. 44	0. 000	1. 055

决定系数 $R = 97.9\%$，$R_C = 97.4\%$ 非常相近，也显示回归总效果显著，而表 4 - 19 的 2 个自变量检验也是显著的，各变量的方差膨胀因子都小于 5，说明这个方程是非常符合要求的。

二、最优方程问题

建立回归方程的前提条件应该符合：

（1）因变量与自变量间应具有线性依存关系，且这种依存关系必须是建立在专业依据的基础上的。

（2）进行多元线性回归时，应注意样本量，一般要求样本量是自变量个数的 5 倍以上，最少也不能低于 3 倍以下。

（3）多元线性回归原则上要求因变量是服从正态分布的连续型变量，若因变量是分类变量（如动物在药物试验中存活或死亡）则可用哑变量（如 0 或 1）来表示，结果一般可选用 Logistic 回归模型或者 Probit 回归模型处理。而自变量通常也要求是连续型变量，若自变量为无序分类变量（如患者的性别、治疗方式等）可通过引入哑变量建立回归方程。

（4）当部分自变量间存在较强的线性关系或其他统计相关性时称为多重共线性，会使回归方程中的参数估计不准确，影响多元线性回归分析的结果。一般处理方法是剔除造成共线性的自变量，再重新建立回归方程。

（5）在多元回归假设中要求各残差的方差相等，若不满足此条件则称为异方差性，其危害是使得回归方程的预测精度大幅度降低。一般检验是否存在异方差方法有：残差图分析法、等级相关检验法、格莱杰（Glejser）检验、巴特利特（Bartlett）检验等。而克服异方差性的方法有加权最小二乘法（WLS）、广义最小二乘法（GLS）等。

评价一个回归方程的好坏，通常可以从以下方面考虑：

从回归模型的拟合角度看，残差平方和越小越好，或者说复相关系数尺越接近 1 越好；从回归模型的简洁性上看，回归方程中包含自变量个数 k 越小越好。按照前一种标准，应该将所有 m 个自变量全部纳入回归模型，就会取更小的残差平方和，或者说得到更高的拟合程度，这与后一种标准是矛盾的。两个标准只能看作"最优"方程的某个方面，不能独立地作为变量选择的准则。兼顾上述两条标准，这里介绍如下几种选择变量的准则。

（1）校正的决定系数 R_C^2。当方程中引入一个变量，可决系数 R^2 增加，而校正的决定系数 R_C^2 却增加不大，说明该变量对因变量的影响不大，可以不进入方程。

（2）赤池信息量准则（Akaike information criterion，AIC）。AIC 又称最小信息准则，1973 年由赤池弘次（Akaike）提出，是同时兼顾残差平方和、自变量个数 k 都小的一类信息准则。AIC 的计算公式定义为

$$\text{AIC} = n\log S_e^2 + 2(k + 1)，\quad S_e^2 = \frac{SS_{\text{残差}}}{n - k - 1}$$

式中，k 为自变量个数，n 为样本容量，S_e^2 为 $SS_{\text{残差}}$ 的均方差。

计算公式的第一项为衡量模型拟合优度的一个量,第二项为增加变量带来的信息折扣。应用时选择 AIC 值最小的那个回归方程为最优模型。

(3) 残差分析。以预测值为横轴,以残差值为纵轴,建立散点图,若散点在 $y = 0$ 的直线无趋势分布,说明回归方程质量尚可,若散点出现 U 形分布或呈喇叭状分布,这个回归方程就不是最优模型。

(4) 逐步回归法。所谓"最优"回归方程,是指方程中包含所有对 Y 影响比较显著的变量,而不包括对 Y 影响不显著的变量。如何挑选"显著"影响 Y 的自变量呢? 逐步回归法是目前被应用最广泛的回归分析变量筛选方法。有 3 种形式: 前进法、后退法、逐步法。限于篇幅,这里不再赘述。

（胡伟龙）

习 题

第四章授课 PPT

软件演习: SPSS 软件与回归分析

第五章
试验因素的显著性推断

在生产实践和科学试验中,影响某一事物的因素往往有很多。例如,影响药物合成的因素有原料的配比、反应温度、压力和时间、催化剂种类、设备及操作技术等的制约;药品的销售量与药品的生产商和销售的地区等因素有关。这些因素的改变都有可能影响产品的数量和质量。方差分析是在影响因素中找出有显著影响因素的一种统计分析方法。

第一节　影响因素与试验设计

科学试验是科学理论的源泉,特别是在自然科学中的重要作用已毋庸置疑。没有试验,就不会有现代科学技术,也就不可能有现代社会。在科学研究过程中,根据科学研究的目的,尽可能地排除外界的影响,突出主要因素,人为地变革、控制或模拟研究对象,使某一些事物(或过程)发生或再现,确定关注的因素是否显著影响着事物(或过程)。

伟大的发明家爱迪生(Thomas Edison,1847~1931)曾经说过"天才靠的是百分之一的灵感和百分之九十九的汗水。"可想而知,他的每项发明成功之前是要经历无数次的试验失败,在他那个时代,科学试验还局限于严格控制试验条件,用"试错法"验证主要因素对结果影响,试验处于低效率阶段。

20世纪初,动力机械和人工合成化肥的使用,促进了现代农业生产率的提高。寻求高产种植和田间管理方案成为刚需,而试验时的土地条件、肥沃程度等都不能严格控制,传统的"精密科学实验"和"试错法"无法适应现实需求。英国统计学家 R. A. 费希尔 1919 年在罗萨姆斯泰德试验站作统计工作,他在多年的农业实验研究中,从承认误差不可避免出发来减少偶然性因素的影响,首次论证了方差分析(analysis of variance)的原理并将其应用到试验设计中,于 1923 年与 W. A. 梅克齐合作发表了第一个试验设计的实例,1926 年提出了试验设计的基本思想,并整理出版了他的名著《试验设计法》,他被公认为是试验设计法的创始人,他是整个现代统计学理论的奠基人之一。

试验设计法(design of experiments),简称 DOE。它强调用统计学的方法合理制定实验计划,并对实验结果进行深入分析以发现过程变异的基本规律,确定影响实验结果的关键因素,从而找到优化过程的试验方案,以提高实验效率。

在试验设计的发展进程中,也有来自中国、日本、印度等国家和地区的一些学者致力于 DOE 的研究和实践。其中最有名的,是日本统计学家田口玄一(Genichi Taguchi,1924~2012),他率先倡导信噪比、损失函数、动态特性等理念,首创的田口方法(Taguchi method)成为稳健设计的理论源泉,是世界级品质工程的奠基者之一。近半个世纪以来的 DOE 领域进入了一个百鸟争鸣、百花齐放的时代。如用于化合物配方研究的混料设计(mixture design),用于消费者市场调研的选择设计(choice design)及通用性更强、可以跨行业运用的最优设计(optimal design)等新方法、新技术层出不穷。

一、试验指标

衡量试验结果好坏的标准叫作试验指标,常用 y 表示。在制定试验方案的同时,就应根据试验目的,确定出最能客观反映试验结果好坏的一个或几个考察指标。由于试验研究的内容和对象不同,其指标各种各样。从评定方法来讲,有定量指标和定性指标之分。凡是靠客观衡器的度量得到的指标称为定量指标,如收率、含量、容量、容积等。而靠人的感觉器官评定的,称为定性指标,如产品的颜色、光泽、气味、结晶粗细等。

指标的选择与定性,也是关系试验成败的重要问题。在选择指标时,尽量采用误差小且重现性稳定的定量指标;在选择定性指标时,尽量避免评定误差,特别是定性指标的评定,切忌主观片面。

二、影响因素或因子

在试验过程中,影响试验指标变化的条件叫作因素,亦称为因子。常用大写字母 A,B,C,…表示。

例如,根据长期实践得知,从元胡中提取生物碱的关键条件是所用酸的种类、渗漉液乙醇的浓度及乙醇的用量。如果掌握得不好,往往影响试验指标生物碱盐的收率。这里,酸的种类、乙醇浓度和用量,就是要考察的因素,可分别表示为 A、B、C。

一项试验,涉及的因素可能很多,不可能把所有的因素全部考虑,只能抓住主要的最关键的因素进行研究。这就需要在试验之前,根据研究目的和条件,结合专业知识和实践经验认真分析,精选试验因素。在确定因素个数时,应视对事物变化规律了解的情况,如已有相当的了解,可少取几个因素;了解得不多,可适当多取几个。在选择具体的因素时,要看它们对试验结果的影响程度,估计影响不大者不予考虑;影响虽大但已认识比较清楚者,可将其固定在适当状态;重点考察那些对试验结果影响较大但还没有掌握规律的因素。

三、因素的水平

在试验中,因素所处状态的不同,往往会导致不同的试验结果。把因素在试验中可能处的状态称为因素的水平。常用表示该因素的字母加上下标表示。如 A_1 表示 A 因素的第一个水平,如 B_2 表示 B 因素的第二个水平。

例 5 - 1 从元胡中提取生物碱的关键条件是所用酸的种类、渗漉液乙醇的浓度及乙醇的用量。如果掌握得不好,往往影响生物碱盐的收率和质量。根据生产经验,提取所用的无机酸使用盐酸或硫酸,分别表示为 A_1 和 A_2,渗漉液乙醇的浓度选定在 60% 或 45%,分别表示为 B_1 和 B_2,乙醇的用量选定在 5 倍量或 8 倍量,分别表示为 C_1 和 C_2。可归纳为影响因素水平见表 5 - 1。

表 5 - 1   元胡中提取生物碱的影响因素水平

水　平	影响因素		
	酸的种类（A）	乙醇浓度（B）	乙醇用量（C）
1	盐酸（A_1）	60%（B_1）	5 倍量（C_1）
2	硫酸（A_2）	45%（B_2）	8 倍量（C_2）

因素的水平选取恰当否,将直接影响试验的质量。初次试验,每个因素以 2~3 个水平为宜。各因素的水平数可以相等,也可以不等。重要因素或特别希望详细了解的因素,水平数可多一些,其余可少一些。对于用数量表示水平的因素(如本例的 B 和 C),各水平间的距离要定得恰当。距离过近,结果差

异不显著,试验意义不大;距离过远,有可能漏掉两水平之间的信息。

四、因素间的交互作用

交互作用表示当两种或几种因素同时作用时,试验结果较这些因素单一作用的效果加强或减弱的作用。

图5-1的左图表明,随着因素 A 水平的增大,因素 B 的作用使得试验指标也增大,两因素的作用是同向的,两因素间的交互作用可以忽略不计。图5-1的右图表明,随着因素 A 水平的增大,因素 B 的作用使得试验指标减少,两因素的作用是反向的,两因素间的交互作用显著影响着试验指标,交互作用需要重点关注。

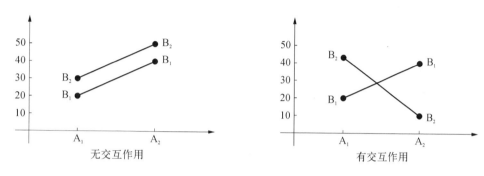

图 5-1 交互作用判定图

在生产实践和科学试验中,影响某一事物的因素往往有很多。例如,化工生产受原料成分和配比、反应温度、压力和时间、催化剂种类及分量、设备及操作技术等的制约;药品的销售量与药品的生产商和销售的地区等因素有关。这些因素的改变都有可能影响产品的数量和质量。

第二节 单因素方差分析

在试验工作中,有时我们把其他一切因素都安排在固定不变的状态,只就某一个因素进行试验,先确定这个因素的若干水平,然后在每一个水平里做若干重复试验,以确定该因素对试验结果的影响,这种试验方法,统计学称为单因素试验。下面主要讨论单因素试验的方差分析。

例5-2 为考察工艺对花粉中的氨基酸百分含量的影响,某药厂用4种不同工艺对花粉进行处理,测得氨基酸百分含量如表5-2。试判断4种不同工艺处理间的氨基酸百分含量有无显著性差异?

表5-2 不同工艺花粉中的氨基酸含量(%)

试验号	工艺			
	(Ⅰ) 酸处理	(Ⅱ) 碱处理	(Ⅲ) 破壁	(Ⅳ) 水浸后醇提取
1	4.636	3.581	4.650	3.449
2	4.620	3.651	4.728	3.474
3	4.545	3.507	4.604	3.384
4	4.695	3.538	4.697	3.343

一、单因素方差分析的数学模型

首先,把要考察的因素 A 分成 k 个水平 A_1,A_2,$\cdots$,A_k,这相当于有 k 个总体 X_1,X_2,$\cdots$,X_k,假定 $X_i \sim N(\mu_i, \sigma^2)(i = 1, 2, \cdots, k)$,而每个水平,做 n_i 次试验,假定试验都是独立的,于是就可以得到样本观测值 $X_{xj} \sim N(\mu_i, \sigma^2)$ $(i = 1, 2, \cdots, k; j = 1, 2, \cdots, n_i)$,试验结果数据常用表 5-3 表示。

表 5-3   单因素试验的数据采集模式

实验号	因素 A					
	A_1	A_2	$\cdots$	A_i	$\cdots$	A_k
1	x_{11}	x_{21}	$\cdots$	x_{i1}	$\cdots$	x_{k1}
2	x_{12}	x_{22}	$\cdots$	x_{i2}	$\cdots$	x_{k2}
$\vdots$	$\vdots$	$\vdots$		$\vdots$		$\vdots$
j	x_{1j}	x_{2j}	$\cdots$	x_{ij}	$\cdots$	x_{kj}
$\vdots$				$\vdots$		$\vdots$
n_i	x_{1n}	x_{2n}	$\cdots$	x_{in}	$\cdots$	x_{kn}
平均值	$\bar{x}_1$	$\bar{x}_2$	$\cdots$	$\bar{x}_i$	$\cdots$	$\bar{x}_k$

任务是:根据 k 个水平的样本观测值来检验因素的影响是否显著。也就是检验假设 H_0: $\mu_1 = \mu_2 = \cdots = \mu_k$。

实际上就是检验 k 个具有相同方差的正态总体,其均数是否相等的问题。

二、单因素方差分析的原理与步骤

分析一下试验数据,可以看到,由于抽样各水平内部的样本值是有差异的,该差异是相同条件下试验数据的差异,显然是试验的随机误差。另外,各水平的均数之间,也有差异,这时试验水平不同了,那么这个差异究竟只是试验随机误差,还是由于试验水平不同引起的系统误差呢? 解决这个问题的思路是对两者进行比较。若后者存在,且大于前者,后者与前者的比值大到一定程度,说明各水平的均数之间的差异显著大于重复试验中误差,那么,就认为各水平的均数之间差异有显著意义,否则差异没有显著意义。

英国统计学家 R. A. 费希尔推导出方差分析的统计思想,并用方差分析表 5-4 的固定格式全面展示了所有的计算结果。

表 5-4   方差分析表

方差来源	离差平方和	自由度	方 差	F 值	拒绝域(显著水平 α)
组间	$SS_A = \sum_{i=1}^{k} n_i(\bar{x}_i - \bar{x})^2$	$k-1$	$S_A^2 = \dfrac{SS_A}{k-1}$	$\dfrac{S_A^2}{S_e^2}$	$F \geqslant F_\alpha(k-1, N-k)$
组内	$SS_e = \sum_{i=1}^{k}\sum_{j=1}^{n_i}(x_{ij} - \bar{x}_i)^2$	$N-k$	$S_e^2 = \dfrac{SS_e}{N-k}$		
总和	$SS = \sum_{i=1}^{k}\sum_{j=1}^{n_i}(x_{ij} - \bar{x})^2$	$N-1$			

单因素方差分析需要满足的 3 个条件：

（1）各水平的样本数据对应的总体应该服从正态分布。

（2）各水平样本数据对应的总体方差要相等，方差相等又叫方差齐性。

（3）各水平之间的值是相互独立的，就是每个组的值不会相互影响。

方差分析是为了比较各组的平均值的总体均值是否相等，假设检验的原假设

$$H_0: \mu_1 = \mu_2 = \cdots = \mu_k$$

总离差平方和　　$SS = \sum_{i=1}^{k} \sum_{j=1}^{n_i} (x_{ij} - \bar{x})^2$, $N = n_1 + n_2 + \cdots + n_k$

它表示各个样本值 x_{ij} 对总平均数 $\bar{x}$ 的离差平方和的总和。

组内离差平方和　　$SS_e = \sum_{i=1}^{k} \sum_{j=1}^{n_i} (x_{ij} - \bar{x}_i)^2 = \sum_{i=1}^{k} \sum_{j=1}^{n_i} x_{ij}^2 - \sum_{i=1}^{k} \frac{\left(\sum_{j=1}^{n_i} x_{ij}\right)^2}{n_i}$

它表示各个样本值 x_{ij} 对本组均数 $\bar{x}_i$ 的离差平方的总和。它的大小反映了重复试验随机误差的大小。

组间离差平方和　　$SS_A = \sum_{i=1}^{k} n_i (\bar{x}_i - \bar{x})^2 = \sum_{i=1}^{k} n_i (\bar{x}_i^2 - 2\bar{x}_i\bar{x} + \bar{x}^2) = \sum_{i=1}^{k} \frac{\left(\sum_{j=1}^{n_i} x_{ij}\right)^2}{n_i} - \frac{1}{N}\left(\sum_{i=1}^{k} \sum_{j=1}^{n_i} x_{ij}\right)^2$

它表示各组均数 $\bar{x}_i$ 对总均数 $\bar{x}$ 的离差平方和的总和。它的大小除了反映误差波动外，主要还是反映了因素 A 的不同水平的差异大小。可以证明

$$SS = SS_e + SS_A$$

统计量 F 服从自由度为 $(k-1, N-k)$ 的 F 分布

$$F = \frac{SS_A / \left(\sigma^2 \cdot \frac{1}{k-1}\right)}{SS_e / \left(\sigma^2 \cdot \frac{1}{N-k}\right)} = \frac{(N-k)SS_A}{(k-1)SS_e} \sim F(k-1, N-k)$$

当给定显著水平 α，计算 F 分布的临界值，当 $F > F_\alpha(k-1, N-k)$ 或 $F < F_{1-\alpha}(k-1, N-k)$ 时，则拒绝假设 H_0，认为当显著水平为 α 时，因素各水平间对试验指标差异有显著意义，否则，不拒绝假设 H_0，认为水平间差异对指标的影响没有显著意义。

特别指出的是：在试验工作和科学研究中，常用方差分析表来全面表达方差分析的统计结果，而省略计算的过程。

例 5-3　为考察中药葛根对心脏功能的影响，配制每 100 mL 含葛根 1 g、1.5 g、3 g、5 g 的药液，用来测定大鼠离体心脏在药液中 7~8 min 内心脏冠脉血流量，数据如表 5-5。

表 5-5　大鼠离体心脏冠脉血流量（mL/min）

	1 g	1.5 g	3 g	5 g
冠	6.2	6.4	2.0	0.2
脉	6.0	5.4	1.2	0.2
血	6.8	0.8	1.7	0.5
流	1.0	0.8	3.2	0.5

续　表

	1 g	1.5 g	3 g	5 g
量	6.0	1.1	0.5	0.4
	6.4	0.3	1.1	0.3
	12.0	1.0	0.5	

试考察不同剂量的葛根对心脏冠脉血流量是否有显著性差异?

解　检验假设 $H_0: \mu_1 = \mu_2 = \mu_3 = \mu_4$。

经过计算得到方差分析表 5-6 为以下形式。

表 5-6　心脏冠脉血流量方差分析表

方差来源	离差平方和	自由度	均　方	F 值	临界值	结　论
组间	$SS_A = 138.2076$	3	46.0692	10.1332	$F_{0.05}(3, 23) = 3.0280$	$P<0.05$
组内	$SS_e = 104.5564$	23	4.5464		$F_{0.95}(3, 23) = 0.1157$	
总和	$SS = 242.7640$	26				

认为不同剂量的葛根对心脏冠脉血流量影响非常显著。

三、单因素各水平之间两两多重比较

上节介绍的单因素方差分析,如果各水平间差异无显著意义,那么无须做进一步统计处理,如果是拒绝了假设 H_0,意味着 $\mu_1, \mu_2, \cdots, \mu_k$ 中至少有两个差异显著,但是哪些水平间的差异显著? 哪些水平间的差异不显著? 方差分析不能作结论。这就需要同时在多个水平均数之间多重比较,确定哪些差异有显著意义。

这里要特别提醒读者,多水平之间的两两比较,一般不适用用在前两节提到的两组比较的 t 检验方法,原因是将增大第一类错误的可能性。单因素各水平之间的多重比较的方法很多,表 5-7 列出了常采用的多重比较方法。

表 5-7　常用的两两间多重比较检验方法

各组方差	名　称	使用要求	备　注
齐性	LSD 最小显著差法	检验原理与 t 检验相同,实际上是 t 检验的改进	是最灵敏的多重比较
	S-N-K 方法	根据所要检验的均数的个数调整总的一类错误概率不超过 α,探索多个组均数间差异性	各组试验次数需相等
	Bonferroni 法	由 LSD 法修正而来,通过调整每个检验的 α 水准来控制总的 α 水准,最终保证总的 α 水准为 0.05	可用于任何多重比较
	Tukey 法	各组试验次数相等,探索性多个组均数间差异性	亦称为 Tukey's HSD 法
	Scheffe 法	多用于进行比较的两组间样本含量不等时的多重比较,相对比较保守	各组试验次数可以不等
	Dunnett 法	常用于多个试验组与一个对照组间的比较。预先要指定对照组	多用于证实性研究

各组方差	名　称	使用要求	备　注
非齐性	Tamhane's T2 法	配对比较	
	Dunnett's T3 法	最大化的配对比较	

两两比较方法如此之多,该如何加以选择? 参考原则如下:

(1) 如两个均数间的比较是独立的,或者虽有多个样本均数,但事先已计划好要作某几对均数的比较,一般采用 LSD 法或 Bonferroni 法。

(2) 如果事先未计划进行多重比较,在方差分析得到有统计学意义的 F 值之后,可以利用多重比较进行探索性数据分析。当各组样本含量相等时,选用 Tukey 法;若各组样本含量不等时,采用 Scheffe 法。

(3) 需要进行多个试验组和一个对照组的比较时,可以采用 Dunnett 法。

例 5-4　对例 5-2 中 4 个水平(工艺)花粉的氨基酸百分含量进行方差分析,若各工艺之间存在差异,试作两两间多重比较。

解　首先,检验 4 个水平的总体均数 μ_i 之间差异是否有显著意义。

$$n_1 = n_2 = n_3 = n_4 = 4, \quad k = 4, N = 4 \times 4 = 16$$

$$f_A = k - 1 = 4 - 1 = 3, \quad f_e = N - k = 16 - 4 = 12$$

经过计算得到方差分析表 5-8 为以下形式。

表 5-8　不同工艺花粉的氨基酸百分含量方差分析表

方差来源	离差平方和	自由度	方　差	F 值	临界值	结　论
组间 SS_A	5.398 671	3	1.799 557	505.487 6	3.490 29	$P<0.05$
组内 SS_e	0.042 721	12	0.003 56			
总和 SS	5.441 392	15				

由表 5-8 的结果表明:不同工艺处理花粉所得的氨基酸百分含量有显著差异,由于已经检验各工艺的方差齐性,所以,方差分析的结论是可信的。

那么,究竟是哪个工艺具有显著作用呢? 可用两两间多重比较进行统计推断。

由表 5-9 可知,4 种不同工艺提取花粉的氨基酸百分含量,除了酸处理与破壁无差异外,其他 3 种工艺都是有显著差异的。

表 5-9　Tukey 法两两多重比较

|均值之差|	酸处理	碱处理	破　壁
碱处理	1.054 8*		
破壁	0.045 8	1.100 5*	
水浸后醇提取	1.211 5*	0.156 8*	1.257 3*

注: *表示均值差的显著水平为 0.05。

第三节　随机区组设计的方差分析

在某些情况下,研究者只对弄清第一因素(处理因素)的作用对试验指标的影响感兴趣,而第二因素(区组因素)很可能会影响所研究的指标,为了能排除区组因素的干扰而真实反映出处理因素的作用,对处理因素与区组因素不同水平的每一种组合,只作一次观察(只获取一个数据),达到在分析处理因素的作用时排除区组因素的干扰的目的。由此形成的因素显著性推断方法称为随机区组设计。

例 5 - 5　对 15 名 4~6 月贫血儿童用枸橼酸铁铵+维生素 C 治疗前后测得血红蛋白(g/100 mL)含量见表 5 - 10。

表 5 - 10　贫血儿童治疗前后测得血红蛋白含量(g/100 mL)

患者编号	治疗前	治疗后		
		1 月	2 月	3 月
1	11.5	10.4	12.0	12.0
2	10.7	11.0	12.0	13.0
3	9.8	10.9	11.2	12.5
4	11.0	11.5	11.3	13.0
5	9.8	10.9	11.7	12.5
6	11.7	11.5	11.5	11.5
7	11.5	12.0	12.1	13.5
8	11.5	12.3	12.4	12.7
9	8.5	9.2	9.5	10.5
10	7.8	8.0	8.7	9.8
11	11.0	11.5	11.7	12.2
12	9.5	10.5	11.5	12.5
13	10.0	10.5	12.0	13.0
14	9.5	10.1	12.1	13.5
15	10.0	10.5	11.3	12.5

在这个例子中,没有必要研究患者之间血红蛋白含量是否不同,因为各患者贫血程度不同是显而易见的。重要的是排除患者间影响而对治疗前后的血红蛋白含量差别作研究。因此,把不同患者称为区组因素,而把治疗前后的不同时间作为处理因素。

一、数学模型

这里,将区组因素 A 分成 r 个水平,处理因素 B 分成 s 个水平,而对因素 A、B 的每一个水平的一对组合 $(A_i, B_j)(i = 1, 2, \cdots, r; j = 1, 2, \cdots, s)$,只进行一次试验,则得到了 $r \times s$ 个试验结果 x_{ij},现将试验

结果列成表(表5-11):

表5-11　随机区组的方差分析模式

因素 A	因素 B					
	B_1	B_2	$\cdots$	B_j	$\cdots$	B_s
A_1	X_{11}	X_{12}	$\cdots$	X_{1j}	$\cdots$	X_{1s}
A_2	X_{21}	X_{22}	$\cdots$	X_{2j}	$\cdots$	X_{2s}
$\vdots$	$\vdots$	$\vdots$		$\vdots$		$\vdots$
A_i	X_{i1}	X_{i2}	$\cdots$	X_{ij}	$\cdots$	X_{is}
$\vdots$	$\vdots$	$\vdots$		$\vdots$		$\vdots$
A_r	X_{r1}	X_{r2}	$\cdots$	X_{rj}	$\cdots$	X_{rs}

注:其中 X_{ij} 表示用因素 A 的第 i 个水平和因素 B 的第 j 个水平进行试验所得到的试验结果。

二、原理和步骤

根据表中情况,可得

$$\bar{x}_{i.} = \frac{1}{s} \sum_{j=1}^{s} x_{ij} \quad (i = 1, 2, \cdots, r)$$

$$\bar{x}_{.j} = \frac{1}{r} \sum_{i=1}^{r} x_{ij} \quad (j = 1, 2, \cdots, s)$$

$$\bar{x} = \frac{1}{n} \sum_{i=1}^{r} \sum_{j=1}^{s} x_{ij}, \quad \text{这里 } n = r \times s$$

依旧假设因素 A、B 都满足单因素方差分析中的前提条件。

两因素方差分析,其目的是要判断因素 A 的影响是否显著,即要检验假设 $H_{0A}: \mu_{1j} = \mu_{2j} = \cdots = \mu_{ij} = \cdots = \mu_{rj}(j = 1, 2, \cdots, s)$。如果假设成立,则可以认为因素 A 的影响不显著。

类似地,如果要判断因素 B 的影响是否显著,则要检验假设 $H_{0B}: \mu_{i1} = \mu_{i2} = \cdots = \mu_{ij} = \cdots = \mu_{is}(i = 1, 2, \cdots, r)$。

与单因素方差分析的检验方法一样,首先把总的离差平方和 SS 进行分解,分解成三部分,即因素 A、B 和随机误差所产生的离差平方和,分别记为 SS_A、SS_B、SS_e。

可以推理得到

$$SS = SS_e + SS_A + SS_B$$

如果 H_{0A} 和 H_{0B} 都成立,则有 $\mu_{ij} = \mu$,对所有的 $i = 1, 2, \cdots, r$ 及 $j = 1, 2, \cdots, s$ 都成立,也就是说 $r \times s$ 个样本来自同一个总体,与单因素的分析一样,选取统计量

$$F_A = \frac{SS_A/\sigma^2(r-1)}{SS_e/\sigma^2(r-1)(s-1)} = \frac{(s-1)SS_A}{SS_e}, \quad F_B = \frac{(r-1)SS_B}{SS_e}$$

可以证明,如果假设 H_{0A} 成立,则

$$F_A \sim F[(r-1), (r-1)(s-1)]$$

如果假设 H_{0B} 成立,则

$$F_B \sim F[(s-1), (r-1)(s-1)]$$

对于给定的 α,可以查到 F 临界值,当 $F_A > F_\alpha[(r-1), (r-1)(s-1)]$ 时,拒绝假设 H_{0A};当 $F_B > F_\alpha[(s-1), (r-1)(s-1)]$ 时,拒绝假设 H_{0B};反之,皆不能否定原假设。与单因素方差分析一样,为了便于计算,常采用方差分析表 5 – 12 列出计算结果。

表 5 – 12   随机区组的方差分析表

方差来源	离差平方和	自由度	F 值	F 临界值	结 论
处理因素 A	$SS_A = S\sum\limits_{i=1}^{r}(\bar{x}_{i.} - \bar{x})^2$	$r-1$	$F_A = \dfrac{(s-1)SS_A}{SS_e}$	$F_\alpha[(r-1), (r-1)(s-1)]$	
区组因素 B	$SS_B = r\sum\limits_{j=1}^{s}(\bar{x}_{.j} - \bar{x})^2$	$s-1$	$F_B = \dfrac{(r-1)SS_B}{SS_e}$	$F_\alpha[(s-1), (r-1)(s-1)]$	
误差	$SS_e = \sum\limits_{i=1}^{r}\sum\limits_{j=1}^{s}(x_{ij} - \bar{x}_{i.} - \bar{x}_{.j} + \bar{x})^2$	$(r-1)(s-1)$			
总和	$SS_T = \sum\limits_{i=1}^{r}\sum\limits_{j=1}^{s}(x_{ij} - \bar{x})^2$	$rs-1$			

例 5 – 6   分析例 5 – 5 贫血儿童用药前后血红蛋白含量是否有显著不同?

解   本题首先是检验处理因素(治疗前后)4 个水平的总体均数 μ_i 之间差异是否有显著意义。即检验假设 $H_{0A}: \mu_{1j} = \mu_{2j} = \cdots = \mu_{ij} = \cdots = \mu_{rj}(j = 1, 2, \cdots, 4)$。

其次,检验区组因素(不同患者之间)的影响是否显著。

即检验假设 $H_{0B}: \mu_{i1} = \mu_{i2} = \cdots = \mu_{ij} = \cdots = \mu_{is}(i = 1, 2, \cdots, 15)$。

列方差分析表 5 – 13。

表 5 – 13   贫血儿童血红蛋白含量的方差分析表

方差来源	离差平方和	自由度	均 方	F 值	临界值	结 论
处理因素 A	52.704 33	14	3.764 595	13.520 48	2.538 7	$P<0.01$
区组因素 B	36.043 17	3	12.014 39	43.149 47	4.285 3	$P<0.01$
误差	11.694 33	42	0.278 437			
总和	100.441 8	59				

对于处理组均数间差别及区组均数间差别的检验结果,都是 $P<0.01$,差别有统计学意义。认为治疗前后 4 个时间的血红蛋白含量是不同的,当然,各患者的血红蛋白含量也是不同的。经多重比较的 q 检验,各均数间差别都有统计学意义。从 4 个均数值 10.20、10.72、11.40 和 12.31 可见,与治疗前相比,血红蛋白含量在治疗后逐月上升,表明治疗颇为有效。必须指出,对于表 5 – 10 资料,因缺少平行对照,只有自身对照,所以有一定的缺陷。

第四节 独立两因素方差分析

进行两因素方差分析的目的,是要检验两个因素及其交互作用(因素之间的联合作用)对试验结果有无影响。在试验中,因素间总存在着或大或小的交互作用。但并非对所有的因素之间的联合作用都要考察,要像确定试验因素那样,根据专业知识和经验认真分析,对那些影响甚微的交互作用,尽量略去,以便减少试验次数。

若因素间的交互作用可以忽略不计,可考虑无重复试验的情况。

一、交互作用可忽略不计

这里,将因素 A 分成 r 个水平,因素 B 分成 s 个水平,而对因素 A、B 的每一个水平的一对组合 (A_i, B_j) $(i = 1, 2, \cdots, r; j = 1, 2, \cdots, s)$,只进行一次试验(无重复试验),则得到了 $r \times s$ 个试验结果 x_{ij},现将试验结果列成表 5-14:

表5-14 两因素间的交互作用可以忽略不计的试验数据模式

因素 A	因素 B					
	B_1	B_2	$\cdots$	B_j	$\cdots$	B_s
A_1	X_{11}	X_{12}	$\cdots$	X_{1j}	$\cdots$	X_{1s}
A_2	X_{21}	X_{22}	$\cdots$	X_{2j}	$\cdots$	X_{2s}
$\vdots$	$\vdots$	$\vdots$		$\vdots$		$\vdots$
A_i	X_{i1}	X_{i2}	$\cdots$	X_{ij}	$\cdots$	X_{is}
$\vdots$	$\vdots$	$\vdots$		$\vdots$		$\vdots$
A_r	X_{r1}	X_{r2}	$\cdots$	X_{rj}	$\cdots$	X_{rs}

注:其中 X_{ij} 表示用因素 A 的第 i 个水平和因素 B 的第 j 个水平进行试验所得到的试验结果。

与单因素随机区组方差分析的检验方法一样,这里不再赘述。

例 5-7 据推测,原料的粒度和水分可能影响某片剂的贮存期,现留样考察粗粒和细粒两种规格,含水 5%、3% 和 1% 3 种情况,抽样测定恒温加热 1 h 后的剩余含量,数据如表 5-15,试判断这两个因素对片剂的贮存期是否有影响?

表5-15 两个因素作用下片剂的成分含量(%)

含水量(%)	粒 度	
	粗(1)	细(2)
5	86.88	84.83
3	89.86	85.86
1	89.91	84.83

解　列方差分析表如表 5 - 16：

表 5 - 16　两个因素的方差分析表

方差来源	离差平方和	自由度	方差	F 值	F 临界值	结　论
含水量 A	$SS_A = 4.37$	2	2.19	$F_A = 1.864$	$F_{0.05}(2, 2) = 19.00$	$P>0.05$
粒度 B	$SS_B = 20.65$	1	20.65	$F_B = 17.574$	$F_{0.05}(1, 2) = 18.51$	$P>0.05$
误差 e	$SS_e = 2.35$	2				

结论：含水量和粒度两因素在 $\alpha = 0.05$ 时对某片剂的贮存期都没有显著影响。

二、交互作用显著存在

前面介绍的两因素方差的分析时,认为两因素 A 与 B 之间是独立的,但在实际中,两因素通常不是独立的,而是相互起作用的,这种作用称为交互作用。如果要考察两个因素 A、B 之间是否存在交互作用的影响,则需要对两个因素各种水平的组合（A_i, B_j）进行重复试验,比如每个组合都重复试验 t 次（$t>1$）。现将实验结果列成记录表 5 - 17。

表 5 - 17　两因素间的交互作用显著存在的试验数据模式

因素 A	因素 B				
	B_1	$\cdots$	B_j	$\cdots$	B_s
A_1	$X_{111}, \cdots, X_{11t}$	$\cdots$	$X_{1j1}, \cdots, X_{1jt}$	$\cdots$	$X_{1s1}, \cdots, X_{1st}$
$\vdots$					
A_i	$X_{i11}, \cdots, X_{i1t}$	$\cdots$	$X_{ij1}, \cdots, X_{ijt}$	$\cdots$	$X_{is1}, \cdots, X_{ist}$
$\vdots$					
A_r	$X_{r11}, \cdots, X_{r1t}$	$\cdots$	$X_{rj1}, \cdots, X_{rjt}$	$\cdots$	$X_{rs1}, \cdots, X_{rst}$

x_{ijk} 表示对因素 A 的第 i 个水平,因素 B 的第 j 个水平的第 k 次试验结果。设

$$SS_A = \frac{1}{S} \sum_{i=1}^{r} T_{i.}^2 - \frac{T^2}{r \times s}$$

$$SS_B = \frac{1}{r} \sum_{j=1}^{s} T_{.j}^2 - \frac{T^2}{r \times s}$$

$$\bar{x}_{ij.} = \frac{1}{t} \sum_{k=1}^{t} x_{ijk}, \quad \bar{x}_{i..} = \frac{1}{st} \sum_{j=1}^{s} \sum_{k=1}^{t} x_{ijk}$$

$$\bar{x}_{.j} = \frac{1}{rt} \sum_{i=1}^{r} \sum_{k=1}^{t} x_{ijk}, \quad \bar{x} = \frac{1}{rst} \sum_{i=1}^{r} \sum_{j=1}^{s} \sum_{k=1}^{t} x_{ijk}$$

于是总离差平方和可以分解为

$$SS = \sum_{i=1}^{r} \sum_{j=1}^{s} \sum_{k=1}^{t} (x_{ijk} - \bar{x})^2$$

$$= \sum_{i=1}^{r} \sum_{j=1}^{s} \sum_{k=1}^{t} [(\bar{x}_{i..} - \bar{x}) + (\bar{x}_{.j.} - \bar{x}) + (\bar{x}_{ij.} - \bar{x}_{i..} - \bar{x}_{.j.} + \bar{x}) + (x_{ijk} - \bar{x}_{ij.})]^2$$

由于等式右端中各交叉乘积的和为零,所以有

$$SS = SS_A + SS_B + SS_I + SS_e$$

其中

$$SS_A = st \sum_{i=1}^{r} (\bar{x}_{i..} - \bar{x})^2 \quad SS_B = rt \sum_{j=1}^{s} (\bar{x}_{.j.} - \bar{x})^2$$

$$SS_I = t \sum_{i=1}^{r} \sum_{j=1}^{s} (\bar{x}_{ij.} - \bar{x}_{i..} - \bar{x}_{.j.} + \bar{x})^2 \quad SS_e = SS - SS_A - SS_B - SS_I$$

它们分别表示因素 A、B、A 与 B 的交互作用及随机误差产生的离差平方和,给定显著水平 α,如果考察因素 A 的影响,查 F 临界值分布表得临界值 $F_{A\alpha} = [(r-1), rs(t-1)]$,$F_A > F_{A\alpha} = [(r-1), rs(t-1)]$,则认为因素 A 影响显著,否则认为影响不显著。对因素 B 也类似。

如果考察因素 A 与 B 的交互作用的影响,那么同样方法得临界值 $F_{I\alpha}[(r-1)(s-1), rs(t-1)]$,若 $F_I > F_{I\alpha}[(r-1)(s-1), rs(t-1)]$,则认为因素 A、B 交互作用显著,否则认为交互作用不显著。

相应的重复试验双因素方差分析见表 5-18。

表 5-18　两因素间的交互作用显著存在的方差分析表

方差来源	离差平方和	自由度	方差	F 值	F 临界值
因素 A	$SS_A = st \sum_{i=1}^{r} (\bar{x}_{i..} - \bar{x})^2$	$r-1$	$\dfrac{SS_A}{r-1}$	$F_A = \dfrac{rs(t-1)SS_A}{(r-1)SS_e}$	$F_{A\alpha} = [(r-1), rs(t-1)]$
因素 B	$SS_B = rt \sum_{j=1}^{s} (\bar{x}_{.j.} - \bar{x})^2$	$s-1$	$\dfrac{SS_B}{s-1}$	$F_B = \dfrac{rs(t-1)SS_B}{(s-1)SS_e}$	$F_{B\alpha} = [(s-1), rs(t-1)]$
A 与 B 交互作用	$SS_I = t \sum_{i=1}^{r} \sum_{j=1}^{s} (\bar{x}_{ij.} - \bar{x}_{i..} - \bar{x}_{.j.} + \bar{x})^2$	$(r-1)(s-1)$	$\dfrac{SS_B}{(r-1)(s-1)}$	$F_I = \dfrac{rs(t-1)SS_I}{(t-1)(s-1)SS_e}$	$F_{I\alpha} = [(r-1)(s-1), rs(t-1)]$
剩余误差	$SS_e = \sum_{i=1}^{r} \sum_{j=1}^{s} \sum_{k=1}^{t} (x_{ijk} - \bar{x}_{ij.})^2$ $= SS - SS_A - SS_B - SS_I$	$rs(t-1)$	$\dfrac{SS_e}{rs(t-1)}$		
总和	$SS = \sum_{i=1}^{r} \sum_{j=1}^{s} \sum_{k=1}^{t} (x_{ijk} - \bar{x})^2$	$rst-1$			

例 5-8　为探讨某化学反应中温度和催化剂对收率的影响,有人选了 4 种温度(A)和 3 种不同的催化剂(B),对所有可能的组合在相同条件下都重复 2 次试验,所得数据如表 5-19 判断温度、催化剂的作用及它们之间的交互作用对收率是否有显著影响?

表 5-19　温度和催化剂对收率的影响(%)

催化剂种类 B	温度 A(℃)			
	70	80	90	100
甲	61, 63	64, 66	65, 66	69, 68
乙	63, 64	66, 67	67, 69	68, 71
丙	75, 67	67, 68	69, 70	72, 74

解　这里 $r = 3$，$s = 2, t = 2$。根据计算公式,得方差分析表如表 5-20。

表 5-20　方差分析表

方差来源	离差平方和	自由度	均　方	F 值	F 临界值	结　论
温度 A	$SS_A = 80.46$	2	52.041 67	13.147 37	$F_{0.01}(2, 12) = 6.93$	**
种类 B	$SS_B = 104.08$	3	26.819 44	6.775 439	$F_{0.01}(3, 12) = 5.95$	**
交互作用 AB	$SS_{AB} = 33.92$	6	5.652 778	1.428 07	$F_{0.1}(6, 12) = 2.33$	$P>0.1$
误差 e	$SS_e = 47.50$	12	3.958 333			
总和	$SS = 265.96$	23				

可以认为因素 A 与 B 对收率有极显著影响,而 A 与 B 的交互作用对其影响不显著。

第五节　析因设计资料的方差分析

例 5-9　用 A、B 两种基因治疗方法进行肿瘤治疗的动物试验。取 40 只动物,根据 A、B 两疗法的使用与否分为四组,治疗 14 天后称肿瘤重量(g),结果如表 5-21 所示。

表 5-21　A、B 两种疗法治疗肿瘤的结果

基因 A	基因 B			
	用		不用	
用	3.00	2.79	5.40	5.01
	2.86	2.73	4.70	3.99
	3.12	1.98	4.01	4.56
	2.98	3.03	4.87	4.19
	3.11	2.00	4.19	4.80
不用	4.45	3.40	7.94	6.88
	3.20	3.58	7.88	8.02
	3.90	3.11	8.60	6.90
	4.30	5.02	6.45	6.54
	4.00	4.04	7.14	7.31

资料来源:马斌荣. 医学科研中的统计方法. 北京:科学出版社,2005。

解　根据表 5 – 20 的数据计算两种基因治疗方法肿瘤的降低的平均值,结果如表 5 – 22 所示。

表 5 – 22　4 个样本的均数

基因 A	基因 B	
	用	不用
用	2.76	4.57
不用	3.90	7.34

从表 5 – 22 列出的 4 个样本的均数见图 5 – 2,不难看出,A 疗法与 B 疗法都不用时,其均值为 7.34 g;单用 A 疗法,不用 B 疗法可下降为 4.57 g;单用 B 疗法,不用 A 疗法可下降为 3.90 g;而 A、B 两疗法同时使用时可下降为 2.76 g。可见同时使用疗效较好。就是说 A、B 两疗法同时使用效果可能更好,有协同作用。

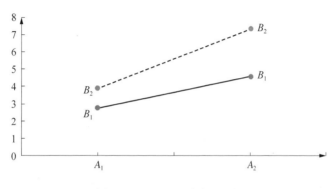

图 5 – 2　A、B 两种疗法比较

利用 SPSS 统计软件的相应模块,得到方差分析表 5 – 23。

表 5 – 23　方差分析表

方差来源	离差平方和	自由度	方　差	F 值	显著性
处理	114.84	3			
基因 A	69.48	1	69.48		
基因 B	38.57	1	38.57		
交互作用 AB	6.79	1	6.79	19.91	$P<0.01$
误差 e	12.27	36	0.34		

本例,交互作用有统计学意义。这表明 A 处于不同水平时 B 的作用是不一样的,同样 B 处于不同水平时 A 的作用也是不一样的。因此,不能笼统地单独分析因素 A 和 B 的作用,而要将两者结合起来综合考虑。

(崔红新)

习　题

软件演习：SPSS 软件与两因素方差分析

第六章
多因素试验设计

试制新产品,改革新工艺,寻找优良的生产条件,影响试验结果的因素很多,若影响因素超过两个,把这种优化试验称为多因素试验。在科学研究和生产中,所考察的指标一般受多个因素的影响,需要通过试验来选择各个因素的最佳试验方案。

前面章节介绍了单因素试验及双因素试验的方差分析方法,其目的是分析因素对指标是否有显著影响。可以注意到单因素或双因素试验无论有无重复试验,都是全面试验,但对于多因素试验,涉及的因素及水平比较多,特别是当每个因素的水平数超过 3 个时,再安排全面试验,从人力、物力、财力及时间等方面,都是不现实的。

那么如何安排这种多因素的试验呢? 自然希望合理选择一部分试验,以较少的试验次数,统计推断出最佳的试验方案,既能减少试验的次数和耗费,又能推断得到较好的试验效果,要达到这样的目标,就有一个试验设计的方法问题。试验设计的方法很多,本章仅介绍正交试验和均匀试验设计方法。

第一节 正交表与交互作用

一、正交表及其两个特征

(一) 正交表

正交表是正交试验中用来安排试验、分析试验结果的有力工具,其符号为 $L_n(s^t)$。每张正交表都有自己的名字,并有其具体内容。现以 $L_8(2^7)$ 为例,说明正交表符号的含义。

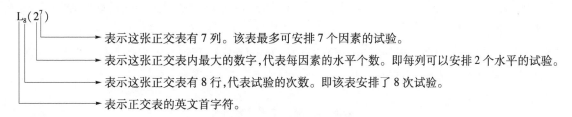

由此看来,$L_8(2^7)$ 是安排 7 因素两水平做 8 次试验的正交表,见表 6 - 1。

表 6 - 1 $L_8(2^7)$ 正交表

试验号	列 号						
	1	2	3	4	5	6	7
1	1	1	1	1	1	1	1
2	1	1	1	2	2	2	2

试验号	列　号						
	1	2	3	4	5	6	7
3	1	2	2	1	1	2	2
4	1	2	2	2	2	1	1
5	2	1	2	1	2	1	2
6	2	1	2	2	1	2	1
7	2	2	1	1	2	2	1
8	2	2	1	2	1	1	2

正交表的每列是安排因素和交互作用,列数代表最多能安排的因素数和交互作用,表6-1最多能安排因素和交互作用共7个;表中的数码代表相应列因素的水平状态,表6-1的每个因素都是两水平;表中的行数是试验的次数,表6-1有8次试验;每行对应的水平组合是每个试验的具体方案,表6-1的试验方案见表6-4第9列。正交表根据水平数的不同,可分为等水平表、混合水平表。附表中提供了常用的正交表,可根据试验因素水平情况选用。

（二）正交表的两个特点

（1）任何一列,各水平出现的次数都相等。例如,$L_8(2^7)$中每列的不同数码是1和2,各出现4次。说明水平均匀分散。

（2）任意两列的同行数码构成的有序数对包含了该水平下所有可能的搭配,并且每种数对出现的次数一样多。如$L_8(2^7)$中第1、2两列构成的有序数对是(1,1)、(1,2)、(2,1)、(2,2),各出现两次。任意两列,如第1、7两列或第4、6两列,也是如此。这表明正交表中各因素间水平的搭配整齐可比。

二、交互作用

在多因素试验中,不仅各因素单独对指标起作用,有时还可能存在因素之间的联合作用,这种联合作用称为交互作用。

例6-1　为提高某中药注射液有效成分的含量,对沉降时是否加乙醇和是否调pH进行考察。在其他条件完全相同的情况下,安排了4组试验,试验结果(含量)如表6-2。

表6-2　交互作用试验表

因素B	因素A	
	不用醇沉(A_1)	用醇沉(A_2)
不调pH(B_1)	5.6	7.8
调pH至9(B_2)	7.4	12.1

由表6-2可见：

（1）不调pH、不用醇沉,含量为5.6。

（2）只用醇沉,含量为 7.8,提高 2.2 是醇沉的单独作用。

（3）只调 pH,含量为 7.4,提高 1.8 是调 pH 的单独作用。

（4）既调 pH 又用醇沉,含量为 12.1,提高 6.5,从 6.5 中除去醇沉的单独作用 2.2 和调 pH 的单独作用 1.8,还有 2.5,显然这是醇沉和调 pH 的联合作用,即交互作用。交互作用被视为影响因素,须依据相应的交互作用表占用正交表指定的列。

在医药实践中,人们非常重视交互作用。中医讲究用药的配伍,一个复方的功效应是方中各药的单独作用和药物之间交互作用的叠加。可见当两个因素间存在交互作用时,其水平搭配非常重要。

在试验中,因素间总存在着或大或小的交互作用。但并非对所有的交互作用都要考察,对那些影响甚微的交互作用,尽量略去,以便减少试验次数。把 2 个因素(如 A 和 B)间的交互作用称为一级交互作用(A×B)。3 个因素(如 A、B 和 C)间的交互作用称为二级交互作用(A×B×C),二级或二级以上的交互作用称为高级交互作用。一般来说,大部分高级交互作用都是可以忽略的。

第二节　用正交表安排试验

用正交表安排试验就是从全面试验中挑选部分试验来推断试验指标的变化趋势,用尽可能少的试验次数和耗费,推断得到较好的试验效果。对于试验研究,首先应根据试验目的拟定要考察的试验因素和水平,确定考察指标。本节将通过实例介绍正交试验设计的方法。

一、交互作用可忽略的多因素试验

例 6-2　为提高穿心莲内酯的提取收率,根据实践经验,对工艺中 4 个因素各取两个水平进行考察。其因素水平如表 6-3。

表 6-3　穿心莲内酯的因素水平表

水　平	因　素			
	乙醇浓度(%)	溶剂用量(mL)	浸渍温度(℃)	浸渍时间(h)
	(A)	(B)	(C)	(D)
1	95	300	70	10
2	80	500	50	15

若对这 4 个因素两个水平的所有搭配做全面试验,须做 $2^4 = 16$ 次试验。通过全面试验确能得到最佳工艺条件,但试验次数太多,不仅不经济,有时甚至难以实现。如对 6 因素 5 水平的全面试验,就要做 $5^6 = 15\,625$ 次试验。即使每天一次试验,也要约 42 年才能完成。为此,对于多因素多水平试验,常用正交表来安排试验。

本例是四因素两水平试验,可以从两水平正交表 $L_4(2^3)$，$L_8(2^7)$，$L_{12}(2^{11})$，…中选择正交表,$L_4(2^3)$ 只能安排 3 个因素,而该试验中包含 4 个因素,$L_4(2^3)$ 不适合,选用正交表 $L_8(2^7)$，$L_{12}(2^{11})$，…均合适,若从减少试验次数考虑,选用 $L_8(2^7)$ 最合适。

本例 4 个因素之间交互作用可忽略,则 4 个因素 A、B、C、D 可随机地填在正交表 $L_8(2^7)$ 任意列上,这里选择 1、2、4、7 列安排因素 A、B、C、D(注:此处未占用交互作用列,将在例 6-3 中讨论),见表 6-4。

表 6-4   穿心莲内酯收率的正交试验安排表

| 试验号 | 列　号 | | | | | | | 试验方案 | 试验结果 |
	A 1	B 2	3	C 4	5	6	D 7		
1	1(95%)	1(300 mL)	1	1(70℃)	1	1	1(10 h)	$A_1B_1C_1D_1$	
2	1	1	1	2(50℃)	2	2	2(15 h)	$A_1B_1C_2D_2$	
3	1	2(500 mL)	2	1	1	2	2	$A_1B_2C_1D_2$	
4	1	2	2	2	2	1	1	$A_1B_2C_2D_1$	
5	2(80%)	1	2	1	2	1	2	$A_2B_1C_1D_2$	
6	2	1	2	2	1	2	1	$A_2B_1C_2D_1$	
7	2	2	1	1	2	2	1	$A_2B_2C_1D_1$	
8	2	2	1	2	1	1	2	$A_2B_2C_2D_2$	

表 6-4 中各列的数字"1""2"分别代表该列所填因素的相应水平,而每一横行相对应的水平组合就是一种试验方案。例如,第 1 号试验是 $A_1B_1C_1D_1$,即用 95% 的乙醇 300 mL,在 70℃ 下浸渍 10 h 进行试验。又如,第 6 号试验是 $A_2B_1C_2D_1$,即用 80% 的乙醇 300 mL,在 50℃ 下浸渍 10 h,依次类推。表 6-4 中共 8 行,需做 8 次试验。这 8 次试验代表了全面的 16 次试验结果全貌。

二、交互作用存在的多因素试验

例 6-3   在例 6-2 提取穿心莲内酯的工艺试验中,如果除考察 A、B、C、D 4 个因素外,还要考察交互作用 A×B、A×C 及 B×C,试寻找最佳工艺条件。

对有交互作用的试验,必须作正交表的表头设计,许多正交表都附了相应的交互作用列表,利用交互作用表将因素和交互作用安放在适当的列上,以避免因素或交互作用共列造成混杂。表头设计时,应先安排涉及交互作用多的因素,然后安排涉及交互作用少的,最后安排不涉及交互作用的。

就例 6-3 而言,可先把因素 A、B 分别安排在第 1、2 两列,由 $L_8(2^7)$ 的交互作用表 6-5,查到 1、2 两列的交互作用就安排在第 3 列,所以 A×B 要放在第 3 列;然后把 C 排在第 4 列,则 1、4 两列的交互作用安排在第 5 列;而 2、4 两列的交互作用在第 6 列。所以,A×C 放第 5 列,B×C 应放第 6 列,D 就放在剩下的第 7 列,见表 6-6。

表 6-5 $L_8(2^7)$ 的交互作用表

列　号	1	2	3	4	5	6	7
1	(1)	3	2	5	4	7	6
2		(2)	1	6	7	4	5

续 表

列 号	1	2	3	4	5	6	7
3			(3)	7	6	5	4
4				(4)	1	2	3
5					(5)	3	2
6						(6)	1
7							(7)

从表 6 - 6 的 8 个试验中,最佳工艺条件为 2 号试验,试验方案是 $A_1B_1C_2D_2$,即用 95% 的乙醇 300 mL,在 50℃下浸渍 15 h,穿心莲内酯的得率为 82%。但相比 2 号试验,6 号试验的穿心莲内酯的得率为 81%,与 82% 相差不明显。6 号试验的方案是用 80% 的乙醇 300 mL,在 50℃下浸渍 10 h,穿心莲内酯的得率为 81%。从成本和效益上考虑,6 号试验更好。

表 6 - 6 穿心莲内酯收率的正交试验安排表

试验号	列 号							试验方案	试验结果 $Y(\%)$
	A 1	B 2	A×B 3	C 4	A×C 5	B×C 6	D 7		
1	1(95%)	1(300 mL)	1	1(70℃)	1	1	1(10 h)	$A_1B_1C_1D_1$	72
2	1	1	1	2(50℃)	2	2	2(15 h)	$A_1B_1C_2D_2$	82
3	1	2(500 mL)	2	1	1	2	2	$A_1B_2C_1D_2$	78
4	1	2	2	2	2	1	1	$A_1B_2C_2D_1$	80
5	2(80%)	1	2	1	2	1	2	$A_2B_1C_1D_2$	80
6	2	1	2	2	1	2	1	$A_2B_1C_2D_1$	81
7	2	2	1	1	2	2	1	$A_2B_2C_1D_1$	69
8	2	2	1	2	1	1	2	$A_2B_2C_2D_2$	74

三、正交试验设计的一般步骤

(1) 明确试验目的,确定试验指标。

(2) 挑因素,选水平,制定因素水平表。

(3) 根据因素的水平数确定正交表的类型,确定各因素之间是否存在交互作用。

(4) 根据因素和交互作用的数目,考虑试验成本,确定正交表的最低试验次数,即正交表的大小。最低试验次数应满足:

$$n - 1 \geqslant \sum f_{因素} + \sum f_{交互作用}$$

式中,n 表示试验次数,f 表示自由度,因素的自由度 $f_{因素}$ = 因素水平数 -1,交互作用的自由度 $f_{A×B}$ = $f_A×f_B$。

（5）选定正交表，进行表头设计，确定试验方案（计划），安排试验。

（6）对试验结果进行统计分析。

（7）选出重要因素，对各因素水平的影响程度排序，推断最佳试验方案。

（8）安排试验，验证推断的最佳试验方案的有效性。

第三节　正交试验的统计分析

正交试验是全面试验的一部分，最佳的试验方案可能包含在正交试验中，也可能不包含在其中，但正交试验的两个特点，决定了可以利用正交试验获得的试验数据推断得到最佳试验所得的结果。正交试验结果的统计分析，要解决如下 4 个问题。

（1）确定各因素对试验指标的影响程度。

（2）分析因素的各水平对试验指标的影响程度。

（3）选择交互作用的最佳搭配。

（4）确定最佳试验方案。

下面介绍两种分析正交试验数据的方法：直观分析法和方差分析法。前者直观、计算简单，但不区分重要因素；后者能提供更详细的分析结论，但计算量稍大，可以区分重要因素和非重要因素。

一、试验结果的直观分析

例 6-4　按表 6-4 提供的试验方案安排试验，将 8 次试验的结果记录在表 6-7 最后第 10 列。

表 6-7　正交试验的直观分析表

试验号	列 号 A 1	B 2	3	C 4	5	6	D 7	试验方案	试验结果 $Y(\%)$
1	1(95%)	1(300 mL)	1	1(70℃)	1	1	1(10 h)	$A_1B_1C_1D_1$	72
2	1	1	1	2(50℃)	2	2	2(15 h)	$A_1B_1C_2D_2$	82
3	1	2(500 mL)	2	1	1	2	2	$A_1B_2C_1D_2$	78
4	1	2	2	2	2	1	1	$A_1B_2C_2D_1$	80
5	2(80%)	1	2	1	2	1	2	$A_2B_1C_1D_2$	80
6	2	1	2	2	1	2	1	$A_2B_1C_2D_1$	81
7	2	2	1	1	2	2	1	$A_2B_2C_1D_1$	69
8	2	2	1	2	1	1	2	$A_2B_2C_2D_2$	74
I_j	312	315		299			302		
II_j	304	301		317			314		

续 表

试验号	列 号							试验方案	试验结果 $Y(\%)$
	A 1	B 2	3	C 4	5	6	D 7		
$\bar{I}_j$	78	78.75		74.75			75.50		
$\bar{II}_j$	76	75.25		79.25			78.50		
R_j	2	3.5		4.5			3		

其中,I_j 表示第 j 列 1 水平试验结果之和,$\bar{I}_j$ 表示第 j 列 1 水平试验结果的综合平均值。

以因素 A 为例,用 I_1 表示 A 列包含 A_1 水平的 4 个试验结果之和;用 II_1 表示 A 列包含 A_2 水平的 4 个试验结果之和。其综合平均值:

$$\bar{I}_1 = \frac{1}{4}(y_1 + y_2 + y_3 + y_4) = \frac{1}{4}(72 + 82 + 78 + 80) = 78$$

$$\bar{II}_1 = \frac{1}{4}(y_5 + y_6 + y_7 + y_8) = \frac{1}{4}(80 + 81 + 69 + 74) = 76$$

综合平均值反映了 A_1 水平与 A_2 水平的试验平均效果。

R_j 表示第 j 列因素的极差,是因素 j 各水平中最大与最小的综合平均值之差。各因素极差的大小反映了该因素对试验指标影响的程度。

因素 A、B、C、D 的各水平综合平均值和极差,结果列于表 6-7 的下半部分。

（一）比较极差大小排定因素影响顺序

因素极差越大,说明因素的水平改变对试验结果影响也越大,表明该因素对试验指标的影响越重要。这样,由极差 R_j 的大小,可以确定因素的主次顺序如下。

$$\text{主} \xrightarrow[\text{C B D A}]{} \text{次}$$

应该注意,因素主次的排序不是固定的,它与因素所考察的范围有关。当试验范围或试验条件改变时,其主次关系有可能随之改变。

（二）确定最佳试验方案

因素主次顺序排定后,根据试验指标变化要求(越大越优或越小越优),水平综合平均值越优,对应的水平越优,各因素最优水平组合在一起就是最佳试验方案。

本例提取收率越高,说明试验结果越好,A 在第 1 列,且 $\bar{I}_1 > \bar{II}_1$,表明 A_1 比 A_2 好。同理,$\bar{I}_2 > \bar{II}_2$,表明 B_1 比 B_2 好;$\bar{I}_4 < \bar{II}_4$,表明 C_2 比 C_1 好;$\bar{I}_7 < \bar{II}_7$,表明 D_2 比 D_1 好。由 $A_1B_1C_2D_2$ 组成的试验方案理论上是最佳试验方案。这个方案正巧是第 2 号试验方案,说明理论分析与试验结果相一致。

由于因素 A 属于次要因素,原则上可以任取一水平,但取 A_2 要比 A_1 成本更低,故取 A_2,较佳工艺条件是 $A_2B_1C_2D_2$,即用 80% 的乙醇 300 mL,控制温度 50℃ 浸渍 15 h。较佳工艺条件是 $A_2B_1C_2D_2$,没有包含在正交试验中,理论上应该与最佳结果 82% 相差不会太明显,真实提取率为多少,需要再安排试验验证。本例的最佳工艺方案是 $A_1B_1C_2D_2$,考虑降本增效,最佳工艺方案是 $A_2B_1C_2D_2$。

（三）交互作用存在的直观分析

例 6-5 在例 6-3 提取穿心莲内酯的工艺试验中,如果除考察 A、B、C、D 4 个因素外,还要考察交互作用 A×B、A×C 及 B×C,试用直观分析法寻找最佳工艺条件。

解　表 6-6 是有 A×B、A×C 及 B×C 交互作用的正交试验,用直观分析的方法,计算各列各水平综合平均值和极差,结果列于表 6-8 的下半部分。

表 6-8　提取穿心莲内酯工艺的正交试验直观分析表

试验号	A 1	B 2	A×B 3	C 4	A×C 5	B×C 6	D 7	试验方案	试验结果 Y(%)
1	1(95%)	1(300 mL)	1	1(70℃)	1	1	1(10 h)	$A_1B_1C_1D_1$	72
2	1	1	1	2(50℃)	2	2	2(15 h)	$A_1B_1C_2D_2$	82
3	1	2(500 mL)	2	1	1	2	2	$A_1B_2C_1D_2$	78
4	1	2	2	2	2	1	1	$A_1B_2C_2D_1$	80
5	2(80%)	1	2	1	2	2	1	$A_2B_1C_1D_2$	80
6	2	1	2	2	1	2	1	$A_2B_1C_2D_1$	81
7	2	2	1	1	2	1	1	$A_2B_2C_1D_1$	69
8	2	2	1	2	1	1	2	$A_2B_2C_2D_2$	74
I_j	312	315	297	299	305	306	302		
II_j	304	301	319	317	311	310	314		
$\bar{I}_j$	78	78.75	74.25	74.75	76.25	76.5	75.5		
$\bar{II}_j$	76	75.25	79.75	79.25	77.75	77.5	78.5		
R_j	2	3.5	5.5	4.5	1.5	1	3		

由表中末行极差得到各因素及交互作用对提取率指标影响的排序:

$$A \times B \to C \to B \to D \to A \to A \times C \to B \times C$$

A×C 及 B×C 的 R 值较小,说明这两个交互作用都很小,可以认为是误差引起的,不妨忽略不计。这里 A×B 的 R 值很大,表明 A 和 B 的交互作用对提取率指标影响很大,甚至超过 A、B 的单独作用,这时必须考虑 A 和 B 水平的最优搭配。

为此根据表 6-8 中试验结果,列出下面交互作用的二元表(表 6-9)。

表 6-9　提取穿心莲内酯工艺的交互作用分析表

因素 A	因素 B	
	B_1	B_2
A_1	$\frac{72+82}{2}=77$	$\frac{78+80}{2}=79$
A_2	$\frac{80+81}{2}=80.5$	$\frac{69+74}{2}=71.5$

比较 A、B 各水平的 4 种搭配,以 A_2B_1 的平均收率最高。于是,当有交互作用存在时,最佳试验方案应为 $A_2B_1C_2D_2$。这个试验方案在所安排的 8 次试验中是没有的。这说明用正交表安排试验,虽然此部分试验具有很好的正交性,但也可能会漏掉好的试验条件。由于这个方案没有做过试验,可安排试验加以验证。

二、试验结果的方差分析

直观分析法简单、直观,计算量较少,便于普及和推广,但它不能区别试验结果的差异是由因素改变所引起的,还是由试验的随机误差造成的。为解决这个问题,需要对试验结果做方差分析。

方差分析法的基本思想是把因素(含交互作用)水平变化所引起试验结果的差异与试验随机误差分开。如果某因素水平的变化所引起试验结果的变动与试验随机误差相差不大,则可认为该因素对试验结果的影响不显著;反之,就可判断对试验结果有显著影响。

方差分析法的前提是必须安排空白列或进行重复试验,比较各因素及交互作用的离差平方和与误差平方和的占比大小,通过 F 检验得出因素及交互作用对试验结果的影响程度。

下面结合实例介绍方差分析法。

例 6-6　复方丹参注射液的试制。临床用复方丹参汤(丹参、葛根、桑寄生、黄精、何首乌和甘草)治疗冠心病有明显疗效,为将其改制成注射液,需考虑以下几个问题。

(1)组方是否合理,能否减少几味药?

(2)用水煎煮好,还是用乙醇渗漉好?

(3)用调 pH 除杂好,还是用明胶除杂好?

(4)需不需加吐温-80 助溶?

为解决这些问题,归纳出如下试验因素水平表 6-10。

表 6-10　复方丹参注射液的因素水平表

水平	A	B	C	D	E
1	甘草、桑寄生	丹参	吐温-80	调 pH 除杂	乙醇渗漉
2	不用	丹参、黄精、何首乌、葛根	不用	明胶除杂	水煎煮

根据资料,还需考察交互作用 C×E。试验指标为冠脉血流量和毒性两项指标的综合分数。本例选择正交表 $L_8(2^7)$ 安排试验,试验结果如表 6-11。

表 6-11　复方丹参注射液的正交试验安排表

试验号	A 1	B 2	C 3	D 4	E 5	C×E 6	7	试验结果 Y
1	1	1	1	1	1	1	1	4.0
2	1	1	1	2	2	2	2	8.7
3	1	2	2	1	1	2	2	8.6
4	1	2	2	2	2	1	1	9.9

试验号	列　号							试验结果 Y
	A 1	B 2	C 3	D 4	E 5	C×E 6	7	
5	2	1	2	1	2	1	2	0.3
6	2	1	2	2	1	2	1	6.7
7	2	2	1	1	2	2	1	12.7
8	2	2	1	2	1	1	2	10.7
I_j	31.2	19.7	36.1	25.6	30	24.9	33.3	
II_j	30.4	41.9	25.5	36	31.6	36.7	28.3	$\sum_{i=1}^{8} y_i = 61.6$
R_j	0.8	22.2	10.6	10.4	1.6	11.8	5	
$SS_j = R_j^2/8$	0.08	61.61	14.05	13.52	0.32	17.41	3.13	$CT = 474.32$

由表 6-11 看出,8 次试验结果参差不齐。考虑到引起各次试验结果差异的原因有两种可能:一是由于各因素水平变化及交互作用造成的,二是试验误差的存在。

(一) 计算离均差平方和

1. **总离差平方和**　假设共做 n 次试验,每次试验结果为 $y_i(i = 1, 2, \cdots, n)$。则总离差平方和为

$$SS_{总} = \sum_{i=1}^{n} (y_i - \bar{y})^2 = \sum_{i=1}^{n} y_i^2 - CT$$

其中,$CT = \dfrac{1}{n}\left(\sum_{i=1}^{n} y_i \right)^2$,自由度 $f_{总} = n - 1$,$SS_{总}$ 反映了 n 次试验结果的总差异。

2. **各因素(含交互作用)的离差平方和**　假设正交表共做 n 次试验,有 s 列因素及交互作用,排在第 j 列的因素(交互作用)共有 k 个水平,每列同水平重复数为 m,j 列各水平对应试验结果的平均值为 $\bar{j}_k$,如果用 $\bar{I}_1$ 代替该列中各个"1"水平对指标的平均影响,用 $\bar{II}_1$ 代替各个"2"水平对指标的平均影响,$\cdots$,由于 $\bar{I}_1$,$\bar{II}_1$,$\cdots$ 的综合可比性,故可用它们与总平均数 $\bar{y}$ 的离均差平方和(SS_j)来表示因素 j 各水平变化引起试验结果的差异,即

$$SS_j = \sum_{h=1}^{k} m(\bar{h}_j - \bar{y})^2$$

其中,$\bar{y} = \dfrac{1}{n}\sum_{i=1}^{n} y_i$,$CT = \dfrac{1}{n}\left(\sum_{i=1}^{n} y_i \right)^2$,简化后得到 $SS_j = \dfrac{\sum_{h=1}^{k} m^2 \bar{h}_j^2}{m} - CT$。

可以证明,$SS_{总} = \sum_{j=1}^{s} SS_j + SS_e$,相应自由度 $f_j = k - 1$,$f_{交互项} = f_{A×B} = f_A × f_B$。

例 6-6 的离差平方和

$$SS_{总} = SS_A + SS_B + SS_C + SS_D + SS_E + SS_{C×E} + SS_e$$

3. 误差的离差平方和 对于正交表中的空白列,也可用上述方法计算离均差平方和。显然,它们不是因素或交互作用水平变化引起的,可以看作是试验误差的离差平方和。所以,计算误差离差平方和,只需把所有空白列的离差平方和相加。其自由度也应把这些空白列的自由度相加。

在计算中,有时非空白列的离均差平方和比误差的离均差平方和还要小,这表明该因素或交互作用对试验结果没有影响或影响甚微,可以认为该列的离均差平方和主要是试验误差引起的。为了提高分析精度,常把它们合并在误差离均差平方和中一起作为试验误差,相应自由度也应合并在一起,如本例。

$$SS_e = SS_7 + SS_A + SS_E = 3.13 + 0.08 + 0.32 = 3.53$$

$$相应自由度 f_e = 1 + 1 + 1 = 3$$

（二）显著性检验

因素及交互作用是否显著,可通过各因素 F 检验作结论。计算 F 值。

$$F = \frac{SS_{因}/f_{因}}{SS_e/f_e}$$

如对本例,各因素及交互作用的 F 值及显著性检验见表 6-12。

表 6-12 复方丹参注射液的正交试验方差分析表

方差来源	离均差平方和	自由度	方差	F 值	显著性
B	61.61	1	61.61	52.21	$P<0.01$
C	14.05	1	14.05	11.91	$P<0.05$
D	13.52	1	13.52	11.46	$P<0.05$
C×E	17.41	1	17.41	14.75	$P<0.05$
误差 e	3.53	3	1.18		

注：$F_{0.05}(1,3) = 10.13$, $F_{0.01}(1,3) = 34.12$。

分析表明,因素 B 对试验结果有非常显著的影响,C、D、C×E 也有显著影响,而 A 和 E 的影响不显著。

从正交试验的观点来看,只选取有显著意义因素的最高水平和交互作用的最优搭配,确定出最佳方案,不显著的因素,原则上可以根据实际条件(如节约、省时等)酌情确定一个水平。如本例,B 可取 B_2,C 取 C_1,D 取 D_2,至于 E 取哪个水平,由于 C×E 有显著意义,从二元表 6-13 看出,最优搭配是 C_1E_2。因素 A 不显著,表明处方中用不用甘草、桑寄生并不影响药品的疗效和质量,故取 A_2。

表 6-13 因素 C 和因素 E 的交互作用分析表

因素 C	因素 E	
	E_1	E_2
C_1	$\frac{4+10.7}{2} = 7.35$	$\frac{8.7+12.7}{2} = 10.7$
C_2	$\frac{8.6+6.7}{2} = 7.65$	$\frac{9.9+0.3}{2} = 5.1$

综合上述分析,得到最佳方案为 $A_2B_2C_1D_2E_2$,这个方案表明:丹参、黄精、何首乌、葛根为复方丹参注射液的最佳配方。在生产中,用水煎煮比乙醇渗漉好,应该用明胶除杂,加吐温-80 助溶。理论上可以预测,最佳方案 $A_2B_2C_1D_2E_2$ 的分数应该高于正交试验的最高分 12.7,究竟会有多少需要安排试验进一步验证。

第四节 多指标试验

前面提到的案例,都是单一指标试验。实际中,常会遇到需要同时考虑几个指标的问题,也就是多指标试验。在多指标试验中,有时这项指标好了,另一项指标差,这就需要权衡各项指标,以便对试验结果作出全面客观分析。在此介绍两种方法。

一、综合加权评分法

综合加权评分法的基本思想是:兼顾各项指标,综合起来评出分数,即将多指标转换为单指标进行分析。其做法可先把各试验的每个指标分别转换为分数,然后根据各项指标的重要程度,综合加权评分。

例 6-7 为研究中药丸剂溶散度的最佳工艺,根据经验,拟定出试验因素水平见表 6-14。

试验考察指标:① 溶散度(min);② 菌检(百个/克)。这是两个指标的试验,选用 $L_9(3^4)$ 正交表安排试验,试验设计和试验结果如表 6-15。

表 6-14 中药丸剂溶散度的因素水平表

水 平	因 素			
	赋形剂用量(%)	干燥温度(℃)	泛丸速度(分/千克)	乙醇浓度(%)
	A	B	C	D
1	5	60	0.67	10
2	10	80	1.33	75
3	15	100	2	95

表 6-15 中药丸剂溶散度的正交设计直观分析表

试验号	列 号				试验结果		综合评分
	1	2	3	4	溶散度 (y_1)	菌检 (y_2)	y
	因 素						
	A	B	C	D			
1	1(5%)	1(60)	1(0.67)	1(10%)	70	38	82
2	1	2(80)	2(1.33)	2(75%)	45	50	92
3	1	3(100)	3(2)	3(95%)	40	40	99
4	2(10%)	1	2	3	75	53	73

试验号	列 号					试验结果		综合评分
		1	2	3	4			
		因 素				溶散度 (y_1)	菌检 (y_2)	y
		A	B	C	D			
5		2	2	3	1	80	42	74
6		2	3	1	2	65	41	84
7		3(15%)	1	3	2	65	47	81
8		3	2	1	3	55	41	90
9		3	3	2	1	60	51	83
综合加权评分	I_j	273	236	256	239			
	II_j	231	256	248	257			
	III_j	254	266	254	262			
	R_j	$\frac{42}{3}$	$\frac{30}{3}$	$\frac{8}{3}$	$\frac{23}{3}$			
溶散度	I_j	155	210	190	210			
	II_j	220	180	180	175			
	III_j	180	165	185	170			
	R_j	$\frac{65}{3}$	$\frac{45}{3}$	$\frac{10}{3}$	$\frac{40}{3}$			
菌检	I_j	128	138	120	131			
	II_j	136	133	154	138			
	III_j	139	132	129	134			
	R_j	$\frac{11}{3}$	$\frac{6}{3}$	$\frac{34}{3}$	$\frac{7}{3}$			

根据本例研究目的,指标溶散度(y_1)要比菌检(y_2)重要。权重系数分别取为 0.6 和 0.4。为在统一标准下加权评分,分别把两项最好的指标都定为 100 分,具体做法如下:

(1)把溶散度转化为分数。溶散度越小越好,把结果最好的第 3 号试验定为 100 分,采用公式 $y_1' = 140 - y_1$,将指标转化为取值越大越好。把各号试验的溶散度转化为分数。

(2)把菌检转化为分数。菌检数也是越小越好。用式 $y_2' = 138 - y_2$,将指标转化为取值越大越好。把结果最好的第 1 号试验定为 100 分,并用该式把其余各号试验的菌检结果转化为分数。

(3)加权求和。根据确定的权重,对两个单项分数加权求和。用式 $y = 0.6y_1' + 0.4y_2'$ 求出各号试验的综合评分。

为简化计算,将上述三步概括为一个公式:

$$y = 0.6(140 - y_1) + 0.4(138 - y_2)$$

即 $y = 139.2 - 0.6y_1 - 0.4y_2$。

把各号试验的两项指标代入上式,可得到综合加权评分,将各号试验的评分记入表6-15中最后一列。

通过综合加权评分的方法,将本例的两指标试验转换为分数的单指标试验。按照直观分析法,计算各水平值及各因素的极差,列于表6-15综合加权评分栏。由极差 R 可看到,影响质量的主要因素是A、B和D,不重要因素是C。取重要因素较高水平,得到较佳工艺条件为 $A_1B_3D_3$,因素C可根据生产成本选择 C_1。

应该指出:综合加权评分的方法非常灵活,要根据指标性质研究评分方案。如本例也可采用取倒数的方法评出单项分。只要方法合理,都会得到同样的结论。

二、综合平衡法

前面所讲的加权评分法是采用先综合后分析的方法,当然也可采用先分析后综合的方法处理,即先分别对每项指标进行分析,然后把各项指标分析的结果进行综合平衡,最后归纳出结论,这就是综合平衡法。

例6-8　用综合平衡法分析例6-7。

先将溶散度作为单项指标分析。由表6-15溶散度栏中水平值及极差看出,影响溶散度的主要因素是A,其次是B和D,较优工艺方案是 $A_1B_3D_3$,不重要因素C可根据情况任取一水平。

再将菌检作为单项指标分析。由表6-15中最后菌检栏中水平值及极差看出,影响菌检结果的主要因素是C,其次是A,较佳工艺条件是 A_1C_1,而B、D可取任一水平。

综合以上两项分析结果,平衡单项分析的两套方案,A取 A_1 是共同的,在菌检中B、D可以任取一水平,照顾到溶散度应取 B_3D_3,因素C是菌检的主要因素,应取 C_1。综合起来,最好方案应是 $A_1B_3C_1D_3$,这与综合加权评分法的结果基本一致。

第五节　有重复试验的正交设计

所谓重复试验,就是将同一号试验重复做若干次。正确估计试验误差,是正交试验方差分析的关键问题之一。一般是用空白列的离均差平方和作为误差估计。对于正交表的各列被因素或交互作用占满而无空白列的情况,为了估计试验误差,进行方差分析,需要做一些重复试验。现通过实例说明重复试验方差分析的方法。

例6-9　在某中药浸膏制备工艺的研究中,以氨基酸含量作为考察指标。确定的试验因素水平如表6-16。

表6-16　中药浸膏制备工艺的因素水平表

水　平	因　　素			
	酸浓度(N) A	温浸时间(h) B	温浸温度(℃) C	醇浓度(%) D
1	10^{-2}	1.5	40	30
2	0.6	2	50	50
3	1.2	2.5	60	70

考虑试验的时间成本,选用正交表 $L_9(3^4)$ 安排试验,4个因素排满了正交表各列,若需要分析各因

素的显著性,因缺少空白列 $SS_e = 0$,方差分析没有结果。

为了在正交表各列排满的情况下,得到随机误差的离差平方和 SS_e,可用每次试验的重复值获得随机误差,本列试验方案每号试验做 4 次,结果记录见表 6-17。

表 6-17　中药浸膏制备工艺的正交试验安排表

试验号	列　号				试验结果			
	1	2	3	4				
	因　素							
	A	B	C	D	y_{i1}	y_{i2}	y_{i3}	y_{i4}
1	1	1	1	1	5.24	5.50	5.49	5.73
2	1	2	2	2	6.48	6.12	5.76	5.84
3	1	3	3	3	5.99	6.13	5.67	6.45
4	2	1	2	3	6.08	6.53	6.35	6.56
5	2	2	3	1	5.81	5.94	5.62	6.13
6	2	3	1	2	5.93	6.08	5.67	6.34
7	3	1	3	2	6.17	6.29	5.96	6.50
8	3	2	1	3	6.32	6.63	6.35	6.10
9	3	3	2	1	6.11	6.59	6.31	6.39
I_j	70.40	72.40	71.38	70.86	$G = \sum\limits_{i=1}^{9} y_i = 219.16$			
II_j	73.04	73.10	75.12	73.14				
III_j	75.72	73.66	72.66	75.16	$CT = \dfrac{G^2}{4 \times 9} = 1\,334.20$			
I_j^2	4\,956.16	5\,241.76	5\,095.10	5\,021.14	$S_{总} = \sum\limits_{i=1}^{9}\sum\limits_{k=1}^{4} y_{ik}^2 - CT = 4.30$			
II_j^2	5\,334.84	5\,343.61	5\,643.01	5\,349.46	$S_{总1} = \dfrac{1}{4}\sum\limits_{i=1}^{9} y_{ik}^2 - CT = 2.62$			
III_j^2	5\,733.52	5\,425.80	5\,279.48	5\,649.03	$S_{e2} = S_{总} - S_{总1} = 1.68$			
$R_j = \mathrm{I}_j^2 + \mathrm{II}_j^2 + \mathrm{III}_j^2$	16\,024.52	16\,011.17	16\,017.59	16\,019.63				
$S_j = \dfrac{R_j}{12} - CT$	1.177	0.064	0.599	0.769	$f_{e2} = 27$			

表中 9 次试验,每次试验平行做 4 次。可以看出,36 次试验的结果数据参差不齐。其原因大体来自两个方面:一是纵观各次试验,相互间结果不同是由于因素水平变化而造成;二是横观同批次试验,其结果不同是试验误差引起。

一、计算离均差平方和

1. 总离均差平方和　为不失一般性,设正交表共有 n 号试验,每号试验做 m 次,把第 i 号试验的第 k 次结果记为 y_{ik}。如本例,$n = 9$,$m = 4$,$y_{43} = 6.35$ 等。

$n \cdot m$ 个试验结果的总离均差平方和为

$$S_\text{总} = \sum_{i=1}^{n} \sum_{k=1}^{m} (y_{ik} - \bar{y})^2 = \sum_{i=1}^{n} \sum_{k=1}^{m} y_{ik}^2 - CT$$

相应自由度 $f_\text{总} = n \cdot m - 1$

式中, $CT = \dfrac{G^2}{n \cdot m}$, $\bar{y} = \dfrac{G}{n \cdot m}$, $G = \sum_{i=1}^{n} \sum_{k=1}^{m} y_{ik}$。

应该注意,由于 G 是 $n \cdot m$ 个数据的总和,所以在计算 CT 值时应以 $n \cdot m$ 去除,这与无重复试验不同。

显然,$SS_\text{总}$ 既包含各因素水平变化引起的差异,也包含同批次试验的 m 次重复试验的差异。

2. 误差离均差平方和 在同一号试验中,有完全相同条件下的 m 次试验结果,其相互间的差异反映了试验误差的影响。设第 i 号试验 m 次结果的平均值为 $\bar{y}_i$,即

$$\bar{y}_i = \frac{1}{m}(y_{i1} + y_{i2} + \cdots + y_{im}) = \frac{1}{m} \sum_{k=1}^{m} y_{ik}$$

如果同批次试验的 m 个结果都以该号试验的平均值代替,则总离均差平方和应为

$$SS_{\text{总}1} = m \sum_{i=1}^{n} (\bar{y}_i - \bar{y})^2 = \frac{1}{m} \sum_{i=1}^{n} y_i^2 - CT$$

$$f_{\text{总}1} = n - 1$$

式中,y_i 为第 i 号试验 m 次结果的和。

显然,$SS_{\text{总}1}$ 是排除了试验误差后的总离均差平方和,$SS_\text{总}$ 与它之差就是试验误差的离均差平方和。为了与由空白列算得的离均差平方和相区别,这里把由重复试验数据算得的误差离均差平方和叫作第二类离差,记为 SS_{e2},而把由空白列算得的离均差平方和叫作第一类离差,记为 SS_{e1}。

于是

$$SS_{e2} = SS_\text{总} - SS_{\text{总}1}$$

相应自由度 $f_{e2} = f_\text{总} - f_{\text{总}1} = (n \cdot m - 1) - (n - 1) = n(m - 1)$。

3. 各因素的离均差平方和 对于重复试验,因素及交互作用的离均差平方和的计算方法与无重复试验一样,不同的是,这里要用各号"试验结果的合计值"代替原来的试验结果。也是首先算出表中各列"1""2""3"等水平对应的合计值 y_i 之和,如本例 A 因素

$$\text{I}_1 = y_1 + y_2 + y_3 = 21.96 + 24.20 + 24.24 = 70.40$$
$$\text{II}_1 = y_4 + y_5 + y_6 = 25.52 + 23.50 + 24.02 = 73.04$$

然后按下式计算因素的离均差平方和。

$$SS_j = \frac{\text{I}_j^2 + \text{II}_j^2 + \text{III}_j^2}{n_j \cdot m} - CT$$

式中,n_j 为第 j 列同水平重复数。

二、显著性检验

用试验误差 SS_{e2} 去检验各因素及交互作用的显著性。为此,作方差分析表 6-18。

表 6-18　中药浸膏制备工艺的正交试验方差分析表

方差来源	离均差平方和	自由度	方　差	F 值	显著性
A	1.177	2	0.589	9.50	$P<0.01$
B	0.064	2	0.032	0.52	
C	0.599	2	0.300	4.84	$P<0.05$
D	0.769	2	0.385	6.21	$P<0.01$
误差 SS_{e2}	1.680	27	0.062		

注：$F_{0.05}(2, 27) = 3.35$，$F_{0.01}(2, 27) = 5.49$。

结论：方差分析表明，因素 A 和 D 对试验结果的影响非常显著，因素 C 也有显著影响。借助于表 6-18，选取显著因素的最高水平，得到最佳工艺条件为 $A_3C_2D_3$，次要因素 B 可根据缩短工时原则取 B_1，最终的较优方案为 $A_3B_1C_2D_3$。这个方案不在正交试验安排中，需要再做试验验证最佳工艺为 $A_3B_1C_2D_3$。

最后，有必要对正交试验方差分析中的误差估计，再作几点说明：

（1）对有空白列而没有重复试验的问题（例 6-6），应以第一类离差作为误差估计；对无空白列的重复试验（例 6-9），以第二类离差作为误差估计；对有空白列的重复试验，应将两类离差合并起来作为误差估计。

（2）如果空白列的离均差平方和过大，不能把它视为误差，表明该列反映了某些因素的交互作用。

（3）对安排了因素或交互作用的列，如果离均差平方和很小，可将其并入误差之中。

（4）对于既无空白列，又不做重复试验的情况，由于无法估计试验误差，一般不能作方差分析。

第六节　均匀试验设计

用正交设计安排试验，其试验次数至少为因素水平数平方的整数倍。当科学试验需要考虑水平数较大时，用正交设计安排试验的次数也随之平方倍增加，有时在实际中往往难以实现。例如，对于 6 水平的多因素多水平试验，试验次数最少为 36 次，这在实际试验中既费时又费力，试验效果还不一定满意。1980 年，我国数学工作者方开泰将数论用于试验设计，舍去正交设计的"整齐可比性"，让试验点在其试验范围内充分地"均匀分散"，这样每个试验点就可以有更好的代表性，试验次数大幅度减少。这种单纯地从均匀分散性出发的试验设计称为均匀设计。它特别适合需要考察因素较多，且每个因素变化范围较大的试验设计问题。可以说，均匀设计是在正交试验设计的基础上，创造出的一种新的适用于多因素、多水平试验的试验设计方法。

一、均匀设计的基本思想与均匀表

均匀设计的基本思想就是抛开正交设计的"整齐可比"性的特点而只考虑试验点的"均匀分散"性，让试验点在所考察的试验范围内尽量均匀地分布。为了达到均匀分布的目的，与正交设计类似，可以使用均匀设计表（简称均匀表）安排试验，均匀表记为 $U_n(t^s)$。一般来说 $n=t$，当水平数 $k \geqslant 5$ 时，选用均匀设计安排试验是比较好的试验设计方法。

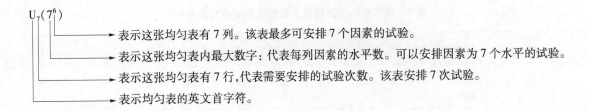

$U_7(7^6)$
→ 表示这张均匀表有 7 列。该表最多可安排 7 个因素的试验。
→ 表示这张均匀表内最大数字：代表每列因素的水平数。可以安排因素为 7 个水平的试验。
→ 表示这张均匀表有 7 行，代表需要安排的试验次数。该表安排 7 次试验。
→ 表示均匀表的英文首字符。

二、均匀表的特点

（1）任何一列，各水平仅出现一次。

（2）任何两列的同行数码构成的有序数对仅出现一次。

（3）均匀表中任两列组成的试验方案并不等价。试验点散布并不均匀，因此，每个均匀表都附加了使用表，告知如何挑选相应的列安排试验的各因素。

（4）当因素的水平数增加时，试验按水平数的增加量在增加，由于这个特点，均匀设计试验次数更少。

在均匀设计表 $U_n(t^s)$ 中 n 体现了试验次数，t 体现了水平数，s 表示最大可安排的因素数。但均匀设计表只是按均匀原则选择布点的基础，尚不能直接使用，因为均匀表的各列是不平等的，当水平数相同而因素不同时，挑选的列也不相同，需要查找使用表。使用表最多可安排的因素数都比均匀表列数少，这是因为均匀设计是数论和多元统计相结合的产物，在数据分析时，依照最小二乘法原理进行回归分析，均匀表各列不可以排满。故用均匀设计表安排试验时，不是有多少列就能安排多少因素，而是比例数少，均匀设计表只能安排 $(s/2+1)$ 个因素，如表 6-19 的 $U_7(7^6)$ 表最多可安排 $s/2+1=6/2+1=4$ 个因素，各因素允许安排的列号见使用表 6-20。

表 6-19 $U_7(7^6)$ 均匀设计表

试验号	列 号					
	1	2	3	4	5	6
1	7	5	4	7	5	6
2	1	1	3	6	3	4
3	3	3	6	1	4	7
4	6	2	2	2	6	2
5	4	6	1	3	1	5
6	2	7	5	4	7	3
7	5	4	7	5	2	1

表 6-20 $U_7(7^6)$ 使用表

s	列 号				D
2	1	3			0.239 8
3	1	2	3		0.372 1
4	1	2	3	4	0.476 0

三、用均匀表安排试验

利用均匀设计表来安排试验,其步骤和正交设计很相似,通常有如下步骤。

(1) 根据试验的目的,确定考察的指标。

(2) 选择合适的因素和因素的考察范围。

(3) 选择合适该项试验的均匀表,然后根据该表的使用表从中选出列号,将因素分别安排到相应的列号上。

(4) 确定各因素的水平,并将这些因素的水平按所在列的指示分别对号入座。最后进行试验。

(5) 对实验结果进行分析,确定最佳的试验方案。

用均匀设计安排试验,首先,根据试验设计中要考察的因素数决定。若考察的因素数为 4,根据 $s/2+1=4$ 求出,应选择均匀表 $U_7(7^6)$ 可使实验次数最少,再查与之配套的使用表,选择其中的 1、2、3、4 四列组成 $U_7(7^4)$ 均匀表安排试验。若因素数为 5,则 $s/2+1=5$ 求出,因无 $U_9(9^8)$ 均匀表,只有 $U_9(9^6)$ 表,而 $U_9(9^6)$ 均匀表最多只能安排 4 个因素,故需选择 $U_{11}(11^{10})$ 表。再根据使用表,选择 1、2、3、5、7 列组成 $U_{11}(11^5)$ 均匀表安排试验。然后,根据各因素的考察范围确定水平数。若水平数太少,可通过拟水平处理(即将水平少者循环一次或几次达到要求的水平数)。一般来说水平划分得愈细,均匀性愈好。

为了使考察因素不疏漏最佳试验条件,可以多做些试验,如三因素试验可用 $U_5(5^4)$ 表,也可用 $U_7(7^6)$ 表,甚至可用 $U_{11}(11^{10})$ 表。

例 6-10　在阿魏酸的合成工艺考察中,选取原料配比、吡啶量、反应时间 3 个因素进行考察,试验的考察指标是阿魏酸的收率。因素的变化范围如下。

原料配比(A):1.0~3.4。

吡啶量(B):10~28(mL)。

反应时间(C):0.5~3.5(h)。

试用均匀设计安排试验。

对于 3 个因素,$s/2+1=3$,求出 $s=4$ 或 5,为了使考察因素不疏漏最佳试验条件,考虑试验的承受程度及各因素的变化范围,选用 $U_7(7^6)$ 均匀表安排试验。划分各因素为等距(充分保证均匀性)的 7 个水平,见表 6-21。

表 6-21　阿魏酸的合成工艺的因素水平表

因素	水平						
	1	2	3	4	5	6	7
A	1.0	1.4	1.8	2.2	2.6	3.0	3.4
B	10	13	16	19	22	25	28
C	0.5	1.0	1.5	2.0	2.5	3.0	3.5

由 $U_7(7^4)$ 均匀表的配套使用表可知,应选 1、2、3 列,因而得 $U_7(7^3)$ 均匀试验设计表 6-22。

表 6-22　均匀试验设计表

试验号	列　号		
	1	2	3
1	1	2	3
2	2	4	6
3	3	6	2
4	4	1	5
5	5	3	1
6	6	5	4
7	7	7	7

将各因素所对应的水平值填入表中,得试验安排设计表 6-23。

表 6-23　均匀试验安排表

试验号	因　素			
	原料配比(A)	吡啶量(B)(mL)	反应时间(C)(h)	试验结果[收率(%)]
1	1.0	13	1.5	0.330
2	1.4	19	3.0	0.366
3	1.8	25	1.0	0.294
4	2.2	10	2.5	0.476
5	2.6	16	0.5	0.209
6	3.0	22	2.0	0.451
7	3.4	28	3.5	0.482

按试验表中每个试验的条件安排试验,将所得结果记录在表 6-23 的最右列。

直观上看,试验收率最高为 0.482,如果对试验数据不进行统计分析处理,可以认为最优试验方案就是第 7 号试验,即: 配比为 3.4,吡啶量 28 mL,反应时间 3.5 h。由于均匀设计保证所设计的试验点均匀分布,水平数取得又多,间隔不大,因此,真正的最优条件肯定与此相差不大。

如果用正交设计安排这样一个 7 水平试验,则最少要做 $7^2 = 49$ 次试验,而全面考察试验点则要 $7^3 = 343$ 次试验,而均匀设计仅用 7 次试验就初步完成了工艺条件考察。

均匀设计的特点之一是水平数要大于或等于因素个数。因此,如果影响试验的因素较多,水平就应取得多些,而某些试验受条件的限制不可以取那么多的水平,这时可采用拟水平法,即某因素的各水平重复使用几次。

例 6-11　用石墨炉原子吸收测定钯,选取灰化温度、灰化时间、原子化温度、原子化时间 4 个因素进行考察,试验的考察指标是测定物质的吸光度。因素的变化范围如下:

灰化温度 A: 100~2 300(℃)。

灰化时间 B：$10 \sim 60(\text{s})$。

原子化温度 C：$2\,500 \sim 3\,000(℃)$。

原子化时间 D：$4 \sim 9(\text{s})$。

试用均匀设计安排试验[邓勃等.响应曲面法优化石墨炉原子吸收测定铂和钯的条件.光谱学与光谱分析,1986,(2)：$63 - 67$]。

解　根据 $s/2 + 1 = 4$ 求得 $s = 6$ 或 7，为使试验点多些，结果更可靠，选用4因素12水平，根据试验条件，除灰化温度外，其他各因素采用拟水平法，将各因素模拟为12个水平，得表6-24。

表6-24　石墨炉原子吸收测定靶的因素水平表

因素	水　平											
	1	2	3	4	5	6	7	8	9	10	11	12
A	100	300	500	700	900	1 100	1 300	1 500	1 700	1 900	2 100	2 300
B	10	10	20	20	30	30	40	40	50	50	60	60
C	2 500	2 500	2 600	2 600	2 700	2 700	2 800	2 800	2 900	2 900	3 000	3 000
D	4	4	5	5	6	6	7	7	8	8	9	9

用均匀表 $U_{12}(12^{10})$ 安排试验，根据使用表选择1、6、7、9列组成 $U_{12}(12^4)$，见试验安排设计表6-25。

表6-25　石墨炉原子吸收测定靶的均匀试验设计表

试验号	列　号			
	1	2	3	4
1	1	6	8	10
2	2	12	3	7
3	3	5	11	4
4	4	11	6	1
5	5	4	1	11
6	6	10	9	8
7	7	3	4	5
8	8	9	12	2
9	9	2	7	12
10	10	8	2	9
11	11	1	10	6
12	12	7	5	3

将各因素所对应的水平值填入表中，按每个试验的条件安排试验，将所得结果填入表6-26最右列。

表 6 − 26   石墨炉原子吸收测定靶的均匀试验安排表

试验号	因素				
	灰化温度(A)	灰化时间(B)	原子化温度(C)	原子化时间(D)	吸光度(Y)
1	100	30	2 700	8	0.020
2	300	60	2 900	7	0.047
3	500	30	2 500	5	0.007
4	700	60	2 800	4	0.048
5	900	20	3 000	9	0.09
6	1 100	50	2 600	7	0.04
7	1 300	20	2 900	6	0.04
8	1 500	50	2 500	4	0.009
9	1 700	10	2 700	9	0.022
10	1 900	40	3 000	8	0.047
11	2 100	10	2 600	6	0.011
12	2 300	40	2 800	5	0.027

直观上看,试验吸光度最高为 0.048,如果对试验数据不进行统计分析处理,可以认为最优试验方案就是第 4 号试验。

第七节   均匀设计的统计分析

前面已经提到,如果试验数据不经统计处理,从已做过的试验中挑选结果最好的试验作为最优方案,一般会得到满意的结果,但若对试验数据进行统计处理,则有希望得到更为有用的信息。

由于均匀设计不再具有"整齐可比"的特点,因而不能像正交设计那样通过简单的直观分析或方差分析方法来处理。均匀设计是数论和多元统计相结合的产物,在数据分析时,依照回归分析进行统计分析。

例 6 − 12   利用回归分析,依据表 6 − 26 的数据,寻找例 6 − 11 的最优试验结果。

以灰化温度 A、灰化时间 B、原子化温度 C、原子化时间 D 为自变量,吸光度 Y 为响应值,建立回归方程。

表 6 − 27   回归方程方差分析表

变异来源	离差平方和	自由度	均方差	F 值	显著性
回归	0.004 3	4	0.011	4.34	$P = 0.044 < 0.05$
残差	0.001 7	7	0.000 25		
总计	0.006 0	11			

注:决定系数 R = 84.4%,调整决定系数 R = 54.9%。

表6-28 回归方程系数

项	非标准系数	标准系数	T值	显著性
常数	-0.25		-3.26	$P<0.05$
A	$-4.49*10^{-6}$	-1.38	-0.61	$P>0.05$
B	$1.70*10^{-4}$	0.13	0.48	$P>0.05$
C	$9.70*10^{-5}$	0.74	3.03	$P<0.05$
D	0.002 04	0.16	0.55	$P>0.05$

由表6-27可知,由A、B、C、D建立的线性回归方程,$P=0.044<0.05$,A、B、C、D与Y之间具有回归意义。

根据表6-28回归系数的取值趋势,使Y最大的试验条件为$A=100$,$B=60$,$C=3\,000$,$D=9$,代入回归方程,得$Y=0.310\,8$,即理论推测最高吸光率为31.08%,比已做过的试验收率都高,推测结果需要下一步的试验验证。

第八节 均匀设计的灵活应用

试验中所遇到的问题千变万化,均匀设计所能直接解决的问题是有限的。但可以灵活运用均匀设计,结合专业知识,使其解决更多的问题。

一、拟水平法

均匀设计的特点之一是水平数要大于等于因素数,因此,如果影响试验的因素较多,水平就应取得多些,而某些试验条件不可以取这么多的水平,这时可采用拟水平法,就是某一因素的各水平重复使用几次。

二、均匀设计的水平调配法

在均匀设计表中,所有奇数试验的表最后一次试验都是所有高档水平相遇,反应太剧烈,有时甚至会出现意外,而所有低档水平相遇,反应有时太慢,甚至不起反应而得不到试验结果,为了避免这个情况,可将水平次序作适当调整。根据均匀设计表制作的原理,水平不能像正交试验的水平那样任意改变次序,而是将第一个水平与最后一个水平接起来组成一个圈,然后从任一处开始定为第一个水平,按圈子的原方向(或相反方向)排第二个水平、第三个水平……如图6-1表示的是下列均匀表水平调配的例子。

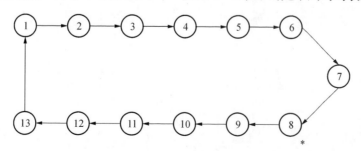

图6-1 水平调配图

"＊"处表示从此处开始第一水平,箭头方向表示水平依次的顺序。

例如,$U_{13}(13^3)$的试验设计表见表6–29。

表6–29 均匀试验设计

试 验 号	因 素		
	1 压力 A(mmHg)	2 温度 B(℃)	3 时间(min)
1	1(155)	3(25)	4(105)
2	2(160)	6(26.5)	8(125)
3	3(165)	9(28)	12(145)
4	4(170)	12(29.5)	3(100)
5	5(175)	2(24.5)	7(120)
6	6(180)	5(26)	11(140)
7	7(185)	8(27.5)	2(95)
8	8(190)	11(29)	6(115)
9	9(195)	1(24)	10(135)
10	10(200)	4(25.5)	1(90)
11	11(205)	7(27)	5(110)
12	12(210)	10(28.5)	9(130)
13	13(215)	13(30)	13(150)

最后一次试验都是所有的高档水平相遇,为了避免意外,将因素 A 的水平作适当调整。根据实际试验情况,调整水平的操作方法如图6–1,调整水平后的 $U_{13}(13^3)$ 的试验安排见表6–30。

表6–30 均匀试验安排表

试 验 号	因 素		
	1 压力 A(mmHg)	2 温度 B(℃)	3 时间 C(min)
1	190	25	105
2	195	26.5	125
3	200	28	145
4	205	29.5	100
5	210	24.5	120
6	215	26	140
7	155	27.5	95

续　表

试验号	因　素		
	1 压力 A(mmHg)	2 温度 B(℃)	3 时间 C(min)
8	160	29	115
9	165	24	135
10	170	25.5	90
11	175	27	110
12	180	28.5	130
13	185	30	150

应用均匀设计安排试验,首先必须做好理论分析,在现有知识、经验或预试验的基础上,确定影响考察对象的因素个数及其考察范围,其次根据实际的需要和可能,划分各因素的水平数,选择合适的均匀表,根据使用表的规定挑选列数,安排各试验点(号),最后进行结果分析。另外,利用均匀设计安排试验还要注意以下几点。

(1)各因素的水平数必须数量化,方便对结果进行多元回归分析。

(2)每个因素的水平划分应是等间距的,以充分保证试验点均匀分散性。

(3)对每个试验得到的数据必须有质和量的分析。每个试验号至少要重复进行 3 次(偏差),取平均值作为结果数据。

(4)当因素 A 与因素 B 之间有交互作用时,回归方程不可能为线性的,其中一定有二次项 $x_A x_B$,可以通过适当变换,把非线性回归方程转化为线性回归方程求解。

(崔红新)

习　题

第六章授
课 PPT

第七章
混料试验设计

配方配比问题,是化工、食品、医药、材料等领域科学试验中经常遇到的问题。希望通过尽可能少的试验成本建立各配比变化与响应指标的数量关系,以推断确定最佳的产品配方,由此便产生了混料设计。

混料设计又称为配方设计,是一种特殊的试验设计,其特殊性体现在响应指标与影响各因素所占的比例密切相关,而与各因素的绝对量关系不密切,比如,药品中的软膏剂,是将赋形剂、软化剂及黏合剂混合在一起制成的,软膏剂的特性指标是软膏剂外观满意程度和释药特性,这些特性指标都与相应各种成分在软膏剂中所占的比例有关。如何确定各种成分在配方中所占的比例,使得这些特性指标在一定的意义下达到最优,这是生产及试验中的一个重要问题。

第一节 经典名方的"秘密"

一、经典名方中的瑰宝

在中国漫长的药物发展史上,一首疗效显著的药方往往凝聚了几代人的心血,疗效受认可,安全性较高,经典名方是临床经验的丰富积累。国家中医药管理局已公布 107 首经典名方信息,覆盖多疾病领域。其中,云南白药、漳州片仔癀为国家绝密级的配方,在中药产品中堪称"国宝",保密期限为永久。中国北京同仁堂(集团)有限责任公司的安宫牛黄丸、广州白云山奇星药业有限公司的华佗再造丸、雷允上药业集团有限公司的六神丸、上海和黄药业有限公司的麝香保心丸、山西广誉远国药有限公司的龟龄集为国家级保密配方,也是中药保密品种,保密期限为长期。国家保密配方是目前我国对中药的最高级别保护,这关系到中药产业的发展。

以云南白药为例,云南白药的产品基本都没有注明配方和成分,甚至连云南白药创可贴在成分栏中都写着"国家保密方"。云南白药于1902 年由云南名医曲焕章创制,独家掌握其配方并秘密配制。1938 年滇军北上抗日,曲焕章捐赠 3 万瓶云南白药(当时称白宝丹)支援抗战。3 月参加台儿庄战役,滇军使用云南白药止血疗伤,伤兵的治疗效果令云南白药名声大振。新中国成立后,在"抗美援朝"尤其是"抗美援越"战争中,周恩来总理曾指示:要把中国最好的药品,如云南白药送到越南人民抗美斗争的第一线。数百万瓶的云南白药作为重要战备物资,在中越、中朝军民的对敌作战中救死扶伤,发挥了重大作用,在两国军民中赢得了极高的声誉。1955 年,曲家人将云南白药秘方献给了云南省政府。2002 年,美国食品药品监督管理局(Food and Drug Administration, FDA)网站上公示了云南白药酊的药材组成表。在美国亚马逊的页面也可以看到云南白药胶囊、云南白药喷雾剂等产品也注明了药材组成。对此,云南白药市场部的工作人员表示:海外销售中药会根据每个国家用药患者的知情权的要求略有调整,云南白药列出药材名称,并没有标出药量配方,自古中医就有"传方不传量"之说,每味药用量不同,所治病证也有区别,即使公布了药材名称,处方依旧是"绝对机密"。

二、现代中药保密处方

新中国成立,国家重视中医药事业和人才培养。1958 年,章臣桂从南京药学院毕业后,即投身中成药剂型改进和新产品研发事业,她始终扎根科研生产一线,一面刻苦钻研积累中医药理论知识,另一面在实践中虚心向老药师请教掌握传统工艺,她从上百种活血化瘀药材中通过动物筛选处方,经过药理研究、当时的先进分离技术和多种工艺条件试验,以大量的临床验证取得科学数据,形成了"剂型的改进要为疗效服务"的创新思路,筛选川芎与冰片最佳疗效配方,于1982年成功发明了中国第一项纯中药治疗冠心病滴丸制剂——速效救心丸,以其疗效高、见效快,被国家定为全国中医院首批必备急救药品,列为国家级机密产品。并由此开创了中药滴丸创新剂型规模化、产业化的新篇章,产品行销全国并远销海外。

　　配方配料的合适比例影响考察指标的优劣,如汽油混合物、混凝土、聚合物塑料、合金、陶瓷、油漆、食品、医药、洗涤剂、混纺纤维及烧结矿等,如何确定各种成分在配方中所占的比例,使得这些特性指标在一定的意义下达到最优,这是混料设计关注的重点。

　　例7-1　两种牌号的汽油 A 与 B 的混合试验。所要考察的特性指标是每加仑汽油的行驶里程,在完全相同的条件下,用1加仑的汽油 A 平均行驶13千米,用1加仑的汽油 B 平均行驶7千米,若把两种汽油按比例(如50%∶50%或33%∶67%)混合,行驶的里程是否仍是单纯的里程叠加呢?

　　为了回答这个问题,试验者进行了试验,并重复进行了5次,结果列于表7-1。

表7-1　混合汽油的行驶里程数据(关颖男.混料试验设计.上海:上海科学技术出版社,1990)

试验号 N	混合油(A∶B)的行驶里程(千米)	每加仑平均里程(千米)
1	24.6	12.30
2	23.3	11.65
3	24.3	12.15
4	23.1	11.55
5	24.7	12.35
总平均		12.00

　　总平均值高于 A 与 B 的加权平均值(13+7)/2=10千米/加仑,这里边12千米可解释为:10千米是由汽油 A 与 B 的单独作用产生的,而其余的2千米是由 A 与 B 协同作用产生的(图7-1)。

　　在上述汽油混合案例中,决定每加仑混合汽油行驶里程的因素是 A∶B 的比值,而与 A+B 的总量无关。也就是说,所度量的响应值只是出现在混料中各种成分比例的函数,而与混料的总量无关。这种性质是一般混料问题的共同特征。

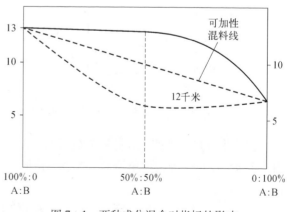

图7-1　两种成分混合对指标的影响

第二节　混料问题的数学表示

　　设 $x_i(i=1,2,\cdots,q)$ 表示 q 种成分混料中第 i 种成分所占的比例,则每种成分在混料总量中所占

分量百分比 $x_i(i=1, 2, \cdots, q)$ 必须都是非负的,而且相加之和必须是1,即必须服从约束条件。

$$\begin{cases} 0 \leqslant x_i \leqslant 1, & i = 1, 2, \cdots, q, \\ x_1 + x_2 + \cdots + x_q = 1 \end{cases}$$

把满足上述约束条件的混料问题称为基本约束条件,亦称为无附加约束条件。令 η 表示混合比例为 $x_1, x_2, \cdots, x_q$ 时的测量值,则混料响应函数可表示为

$$\eta = f(x_1, x_2, \cdots, x_q)$$

在某些混料问题中,由于实际问题的限制,除有基本约束条件限制之外,还要附加另外一些约束条件。例如,在漂白粉生产中,漂白粉的成分中要含有溴(x_1)、稀盐酸(x_2)和次氯粉末(x_3),为了更有效地漂白,要求 x_2 在[0.05, 0.09]之内。这种混料问题称为有上、下界附加约束的混料问题,用数学表达式表示为

$$\begin{cases} 0 < a_i \leqslant x_i \leqslant b_i < 1, & i = 1, 2, \cdots, q, \\ x_1 + x_2 + \cdots + x_q = 1 \end{cases}$$

式中,a_i 和 b_i 分别是分量 x_i 的下界和上界,它们是由实际问题给出来的。

为理解方便,先讨论混合成分数 $q=3$ 时基本无附加约束条件的数学意义。

$$\begin{cases} 0 \leqslant x_1, x_2, x_3 \leqslant 1, \\ x_1 + x_2 + x_3 = 1 \end{cases}$$

在空间直角坐标系 $O-x_1x_2x_3$ 中,分别在3个坐标轴上取 $A(1, 0, 0)$、$B(0, 1, 0)$、$C(0, 0, 1)$3点(图7-2),根据基本约束条件的限制,各分量 x_i 组成的试验点 (x_1, x_2, x_3) 只能在三维平面 $\triangle ABC$ 上取值,也就是说,若将空间平面映射在二维平面上,三分量混料系统的试验点 $M(x_1, x_2, x_3)$ 只能取在二维等边三角形内,其各分量的是二维相图的成分数据(图7-3)。

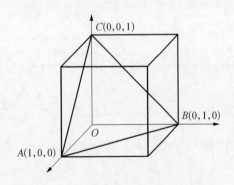 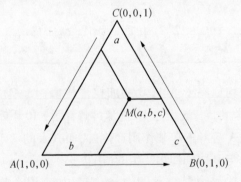

图7-2 三混料的三维空间取值范围　　图7-3 三混料的二维平面取值范围

理论推导已经证明:满足基本约束条件的 q 分量混料系统的试验点只能取在 $q-1$ 维正规单纯形内。若 $q=3$,$q-1$ 维正规单纯形为等边三角形。

第三节　无附加约束的混料设计

只满足基本约束条件的混料问题。

$$\begin{cases} 0 \leqslant x_1, x_2, x_3 \leqslant 1, \\ x_1 + x_2 + x_3 = 1 \end{cases}$$

称为无附加约束的混料问题,每个分量 x_i 都可以取从 1 到 0 的值,各种比例的混合都是可能的。

如何合理设计混料试验点,使得在整个实验区域内均匀分布试验点,方便获得实验数据后能够尽可能全面地预测最优的响应指标,这是混料设计的基本问题。

1958 年,沙菲(Scheffé)提出了单纯形-格子点设计方法,这种设计方法奠定了混料试验设计基础,至今仍在很多方面获得应用,下面对正规单纯形-格子点集作介绍。

一、单纯形-格子设计

以 $q=3$ 为例。满足基本约束条件的 3 种成分的混料问题,其试验区域为二维等边三角形。将等边三角形的 3 个顶点组成的试验点称为三分量一阶格子点集,记为 $\{3, 1\}$,将等边三角形的三个顶点和三边中点的试验点称为三分量二阶格子点集,记为 $\{3, 2\}$,则三分量 m 阶格子点集记为 $\{3, m\}$,其中 3 是分量个数 q,m 是格子点集的阶数或每边等分的段数,各格子点集的图形如图 7-4。

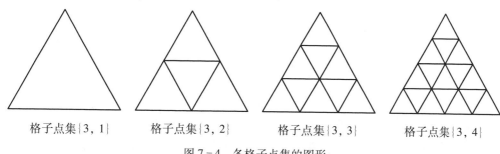

格子点集{3, 1}　　　格子点集{3, 2}　　　格子点集{3, 3}　　　格子点集{3, 4}

图 7-4　各格子点集的图形

一般的 $(q-1)$ 维正规单纯形(有 q 个顶点) m 阶格子点集坐标。

$$\{q, m\} = \left(\frac{\alpha_1}{m}, \frac{\alpha_2}{m}, \cdots, \frac{\alpha_q}{m} \right)$$

其中,$\alpha_i \geq 0 (i = 1, 2, \cdots, q)$ 为整数,且 $\alpha_1 + \alpha_2 + \cdots + \alpha_q = m$,$\{q, m\}$ 总共有 C_{q+m-1}^{m} 个试验点,利用上述公式可以算出 q 分量混料系统 m 阶格子点集 $\{q, m\}$ 中各点的坐标,由此可以得到均匀分布在试验区域的混料比例方案。表 7-2、表 7-3 列出了 $\{4, 2\}$ 和 $\{4, 3\}$ 的试验设计方案。

表 7-2　四分量二阶 $\{4, 2\}$ 设计的试验方案

试验号/分量	X_1	X_2	X_3	X_4
1	1	0	0	0
2	0	1	0	0
3	0	0	1	0
4	0	0	0	1
5	1/2	1/2	0	0
6	1/2	0	1/2	0
7	1/2	0	0	1/2
8	0	1/2	1/2	0
9	0	1/2	0	1/2
10	0	0	1/2	1/2

表7-3 四分量三阶{4，3}设计的试验方案

试验号/分量	X_1	X_2	X_3	X_4
1	0	0	0	0
2	0	0	1	0
3	0	1	0	0
4	1	0	0	0
5	2/3	1/3	0	0
6	1/3	2/3	0	0
7	2/3	0	1/3	0
8	1/3	0	2/3	0
9	2/3	0	0	1/3
10	1/3	0	0	2/3
11	0	2/3	1/3	0
12	0	1/3	2/3	0
13	0	2/3	0	1/3
14	0	1/3	0	2/3
15	0	0	2/3	1/3
16	0	0	1/3	2/3
17	1/3	1/3	1/3	0
18	1/3	1/3	0	1/3
19	1/3	0	1/3	1/3
20	0	1/3	1/3	1/3

例7-2 将3种成分的原料聚乙烯(x_1)、聚苯乙烯(x_2)及聚丙烯(x_3)混合在一起制成纤维，并纺成纱线，试验指标是纱线的伸长度（即在固定作用力下，一定长度纱线伸长了多少单位）。对每种原料混合比例没有特殊要求，试用单纯形-格子设计安排试验方案，并记录试验数据。

这里 $q = 3$，$m = 2$ 格子点集{3，2}共有6个试验点。

每个试验点及指标观测值见表7-4。

表7-4 纱线的伸长度试验方案及实验数据（关颖男.混料试验设计.上海：上海科学技术出版社，1990）

试验号 n	分　　量			伸长度 y	平均值 Y
	$x_1(\%)$	$x_2(\%)$	$x_3(\%)$		
1	1	0	0	11.0，12.4	11.7
2	1/2	1/2	0	15.0，14.8，16.1	15.3
3	0	1	0	8.8，10.0	9.4
4	0	1/2	1/2	10，9.7，11.8	10.5

试验号 n	分 量			伸长度 y	平均值 Y
	$x_1(\%)$	$x_2(\%)$	$x_3(\%)$		
5	0	0	1	16.8, 16.0	16.4
6	1/2	0	1/2	17.7, 16.4, 16.6	16.9

解 从 6 次试验记录的结果看出：如果追求高伸长度纱线，并且希望采用纯混料，则结论是要使用分量 x_3，若 x_3 成本高，或其生产出的纱线有一些其他缺点，则可以使用分量 x_1 与 x_2 或者 x_1 与 x_3 的等比例混料，纱线伸长度最优。

二、混料设计的数据分析

例 7-2 的试验记录反映了试验区域的部分指标信息，若想通过上述 6 次试验的数据推测更佳的比例配方，可利用上述试验点与响应值 y，建立回归方程（混料规范多项式）。

因为 3 个混料分量比例之间受基本约束条件的限制，x_1，x_2，x_3 不是相互独立的，因此，混料设计试验点与响应值的函数关系不能用一般的回归多项式来近似，必须使用相应的混料规范多项式来表示回归方程。几种常用的混料规范多项式如下：

一阶混料规范多项式（$m=1$）

$$y = b_1 x_1 + b_2 x_2 + b_3 x_3$$

二阶混料规范多项式（$m=2$）

$$y = b_1 x_1 + b_2 x_2 + b_3 x_3 + b_{12} x_1 x_2 + b_{13} x_1 x_3 + b_{23} x_2 x_3$$

三阶混料规范多项式（$m=3$）

$$y = b_1 x_1 + b_2 x_2 + b_3 x_3 + b_{12} x_1 x_2 (x_1 - x_2) + b_{13} x_1 x_3 (x_1 - x_3) + b_{23} x_2 x_3 + (x_2 - x_3) + b_{123} x_1 x_2 x_3$$

例 7-3 对混料问题例 7-2 预测更好的混料优化方案。

解 建立混料规范多项式：$y = b_1 x_1 + b_2 x_2 + b_3 x_3 + b_{12} x_1 x_2 + b_{13} x_1 x_3 + b_{23} x_2 x_3$

将表 7-4 的实验数据代入选定多项式：$y = b_1 x_1 + b_2 x_2 + b_3 x_3 + b_{12} x_1 x_2 + b_{13} x_1 x_3 + b_{23} x_2 x_3$，得方程组

$$\begin{cases} 11.7 = b_1, \\ 15.3 = 0.5 b_1 + 0.5 b_2 + 0.25 b_{12}, \\ 9.4 = b_2, \\ 10.5 = 0.5 b_2 + 0.5 b_3 + 0.25 b_{23}, \\ 16.4 = b_3, \\ 16.9 = 0.5 b_1 + 0.5 b_3 + 0.25 b_{13} \end{cases}$$

经过计算得

$$b_1 = 11.7, \ b_2 = 9.4, \ b_3 = 16.4, \ b_{12} = 19, \ b_{13} = 11.4, \ b_{23} = -9.6。$$

所以，混料规范多项式为

$$y = 11.7 x_1 + 9.4 x_2 + 16.4 x_3 + 19.0 x_1 x_2 + 11.4 x_1 x_3 - 9.6 x_2 x_3$$

由方程表达式可得如下结论：① 由于 $b_3 > b_1 > b_2$，故 3 个纯混料中以 x_3（聚丙烯）生产的纱线伸长度最高，其次是 x_1，最低是 x_3。② 由于 $b_{12} > 0$ 及 $b_{13} > 0$ 可知，分量 x_1 与 x_2 及 x_1 与 x_3 之间存在二分量协同作用效应，即 x_1 与 x_2、x_1 与 x_3 等量混合时都能生产出较高伸长度的纱线，高于相应两种纯混料纱

线的伸长度的简单平均值,而由于 $b_{23}<0$,分量 x_2 原 x_3 混合所产生的纱线的伸长度值要低于这两种纯混料纱线伸长度的简单平均值。对混料规范多项式求最优解,可得当 $x_1 = 0.29$,$x_2 = 0$,$x_3 = 0.71$ 时,$y = 17.38$。可通过试验验证预测结果。

$\{q, m\}$ 单纯形-格子点设计是与 m 阶混料规范式相对应的,$\{q, m\}$ 的格子点数与 m 阶多项式待定系数的个数是相等的,都是 C_{q+m-1}^m 个。即单纯形-格子设计是饱和设计。

三、单纯形-中心设计

可以看到 $\{q, m\}$ 单纯形-格子设计的试验点均匀地分布在整个单纯形上,而且试验点数恰够估计 m 阶混料规范多项式的未知参数,当 $m<3$ 时,试验点都位于顶点和边界位置,而区域内点(全混料)没有考察到。为了保持预测值精度,而不能降低模型的阶数,需要新的设计方法,在单纯形-格子设计的基础上,从混料规范多项式出发,采用特殊的 q 阶多项式。

$$y = b_1x_1 + b_2x_2 + b_3x_3 + b_{12}x_1x_2 + b_{13}x_1x_3 + b_{23}x_2x_3 + b_{123}x_1x_2x_3$$

得到了新的设计方法:单纯形-中心设计。相应的多项式称为 q 分量中心多项式。

单纯形-中心设计的试验点数为 $2^q - 1$,每个设计点的各分量值或者是 0,或者相等。它们是

$(1, 0, \cdots, 0)$ 的 q 个排列

$(1/2, 1/2, \cdots, 0)$ 的 C_q^2 个排列

……

$(1/q, 1/q, 1/q, \cdots, 1/q,)$ 的 $C_q^q = 1$ 个排列

从几何上看,这些混料点都取在 $(q-1)$ 维单纯形总体的中心。

例 7 - 4 炎痛喜康透皮吸收剂的辅料配比优化。

炎痛喜康为非甾体抗炎药,具有作用强,剂量小的特点,透皮制剂可消除口服引起胃肠道刺激的副作用,特别适用于关节等炎症,维持患病部位恒定有效的血药浓度。

试验采用体外透皮量、表面黏性、剥离黏性为指标,对透皮背材中的增黏剂、软化剂、赋形剂比例进行优化。

因为 $q=3$,单纯形-中心设计的试验点数为 $2^3 - 1 = 7$。试验点的比例见表 7 - 5。

表 7 - 5 炎痛喜康透皮吸收试验方案及指标数据

试验号	分量			指标实验数据		
	增黏剂 A	软化剂 B	赋形剂 C	透皮量 ($\mu g/24\ h$)	表面黏性 (cm)	剥离黏性 (kg)
1	0	1	0	205.70	20.00	0.00
2	0	0	1	158.50	20.00	0.00
3	1/2	1/2	0	700.00	0.80	0.42
4	1/2	0	1/2	509.91	1.50	0.05
5	0	1/2	1/2	154.20	14.00	0.05
6	1/3	1/3	1/3	224.70	8.80	0.09
7	1	0	0	737.00	20.00	0.00

来源:郑梁元,胡一桥,吴钦斌,等.炎痛喜康贴剂制备及体外透皮吸收研究.中国药科大学学报,1994,25(5):271-275.

根据上述试验点安排处方,分别对各处方的指标进行测定,其结果见表 7-5 右侧 3 列记录的数据。根据实验数据,得到相应指标的 3 分量中心规范多项式。

透皮量:

$$y = 509.91x_1 + 205.77x_2 + 158.50x_1 + 1\ 368.66x_1x_2 - 32.38x_1x_3 - 111.50x_2x_3 - 5\ 173.13x_1x_2x_3$$

表面黏性:

$$y = 20x_1 + 20x_2 + 20x_3 - 76.8x_1x_2 - 74x_1x_3 - 24x_2x_3 - 3.77x_1x_2x_3$$

剥离黏性:

$$y = 1.67x_1x_2 + 0.20x_1x_3 - 0.2x_2x_3 - 3.77x_1x_2x_3$$

各指标的等高线图如图 7-5~图 7-8 所示。

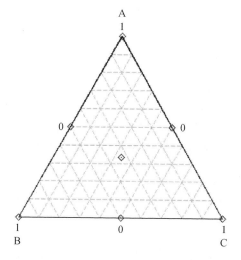

图 7-5　三分量中心设计的试验点

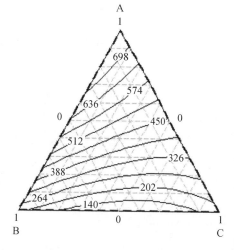

图 7-6　透皮量的等高线图

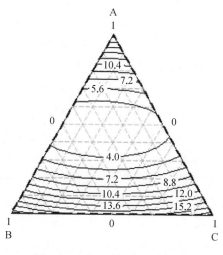

图 7-7　表面黏性的等高线图

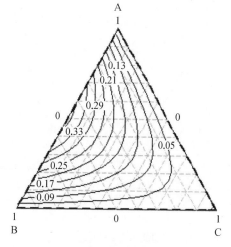

图 7-8　表面黏性的等高线图

使用 Mintab 统计软件,设计优化计算程序,对各指标等高线重叠进行预测,得重叠等高线图 7-9。从中选出 3 项指标均为较满意的处方(白色三角区域)4 个。试验进一步验证,与预测指标极为相近。

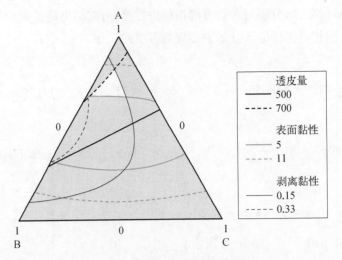

图 7-9 三项指标最优重叠等高线图

第四节 具的附加约束的混料设计

在一些混料问题中,由于物理、化学、经济及技术等方面的要求,或者由于以前研究所得的结论,对各个分量比例 x_1, x_2, $\cdots$, x_q 除了要满足混料问题的基本约束条件之外,还要对某些或所有的分量附加另外的限制。例如,根据工艺要求,混合纤维材料中聚乙烯及聚丙烯的比例分别不能不少于 0.2 及 0.35。这时,只能在单纯形的一个区域内考虑混料问题。下面,分别按附加约束的类型来讨论设计方法。

一、有下界约束的混料问题

简便起见,首先研究三分量混料系统有下界的混料问题。现在,希望在单纯形的一个区域上考察响应曲面的形状,此区域是由于对各个分量分别附加下界约束 $x_1 \geq 0.35$, $x_2 \geq 0.20$, $x_3 \geq 0.15$ 而形成的。可实行混料的因子空间是正三角形内部的一个小三角形,如图 7-10 所示。

为了用某种形状的多项式描述区域上的响应曲面,可以用原来的各分量给出模型,这些原来的分量要受附加约束的限制。也可以通过原来的分量人为地写出一些分量,称为拟分量。而拟分量没有附加约束的限制,再用拟分量给出模型。拟分量是原来真实分量的组合,当用原分量时附加有下界约束的混料问题,在用拟分量表示时将成为无下界约束的混料问题。在多数情况下,使用拟分量坐标来构造设计方案与拟合模型,要比使用原分量系统坐标简单。然而,必须记住,拟分量

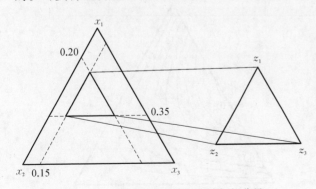

图 7-10 原单纯形内的子区域与拟分量
系统的单纯形区域

是一种虚拟的分量,真正实施时必须要返回到原来的分量系统,而各种推断也都必须返回到原来的分量系统表示才有现实意义。为了更一般地说明如何用原分量坐标及它们的下界来定义拟分量坐标,让我们来考察三分量系统。令 $\alpha_i \geq 0 (i = 1, 2, 3)$ 表示分量 x_i 的下界,α_i 是给定的常数,则三分量有下界约束混料问题的实验区域是

$$0 < \alpha_i < x_i < 1, \quad i = 1, 2, 3, \quad x_1 + x_2 + x_3 = 1$$

这里 α_i 可以是零。当分量 x_i 要受约束条件限制时,x_i 最小值只能取为 α_i,不能是零,而各个 x_i 的最大变程不能超 $R = 1 - \sum \alpha_i$

这样,为了从 x_i 中扣除下界约束,且将正规单纯形里面的由各下界约束所确定的小单纯形变换成一个正规单纯形,要将差 $(x_i - \alpha_i)$ 都除以 R。这样,使用下述的线性变换将得到拟分量 z_i($i = 1, 2, 3$)

$$z_i = \frac{x_i - \alpha_i}{R}, \quad i = 1, 2, 3$$

很显然,拟分量变换是一种相似变换,它只移动了坐标系原点的位置。前例中三分量有下界的约束条件各分量的最大变程是 $R = 1 - (0.35 + 0.20 + 0.15) = 0.30$。故拟分量变换是

$$z_1 = \frac{x_1 - 0.35}{0.30}, \quad z_2 = \frac{x_2 - 0.20}{0.30}, \quad z_3 = \frac{x_3 - 0.15}{0.30}$$

在拟分量坐标下,这是一个二维正规单纯形,用拟分量进行试验设计与计算分析都可以得到简化,这时,有下界约束混料问题就转化成无附加约束混料问题。

例 7-5 试制某种喷气剂,考察 3 种成分。按工艺要求,这 3 种成分有下界限制:黏合剂 $x_1 \geqslant 0.2$,氧化剂 $x_2 \geqslant 0.4$,燃料 $x_3 \geqslant 0.2$,试验目的是要找出弹性模数大于 3 000 的燃料,并且黏合剂用量以少为好。

对于此三分量有下界约束混料问题来说,$R = 1 - (0.2 + 0.4 + 0.2) = 0.2$,拟分量的坐标为

$$z_2 = \frac{x_2 - 0.20}{0.20}, \quad z_2 = \frac{x_2 - 0.40}{0.20}, \quad z_2 = \frac{x_2 - 0.20}{0.20}$$

在拟分量单纯形上实施单纯形-中心设计,利用拟分量变换算出这 7 个试验点的自然分量(原分量)的坐标。试验方案及试验数据如表 7-6。

表 7-6 喷气剂成分配比试验方案及试验数据

试验号	拟分量配置			自然分量配置			弹性模数
	z_1	z_2	z_3	x_1	x_2	x_3	
1	1	0	0	0.4	0.4	0.2	2 350
2	0	1	0	0.2	0.6	0.2	2 450
3	0	0	1	0.2	0.4	0.4	2 650
4	1/2	1/2	0	0.3	0.5	0.2	2 400
5	1/2	0	1/2	0.3	0.4	0.3	2 750
6	0	1/2	1/2	0.2	0.5	0.3	2 950
7	1/3	1/3	1/3	0.267	0.466	0.267	3 000

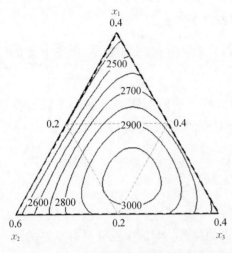

图 7-11　弹性模数响应函数的等高线图

使用 Minitab 统计软件,得到的指标(弹性模数)关于拟分量坐标的响应预测方程是

$$\hat{y}(z) = 2\,350z_1 + 2\,450z_2 + 2\,650z_3 + 1\,000z_1z_3$$
$$+ 1\,600z_2z_3 + 6\,150z_1z_2z_3$$

变换成为自然分量得到的指标(弹性模数)关于自然分量坐标的响应预测方程是

$$\hat{y}(x) = 50\,250x_1 + 1\,700x_2 + 36\,750x_3 - 282\,500x_1x_3$$
$$- 113\,750x_2x_3 + 766\,750x_1x_2$$

利用图 7-11 估计出较好的混料点是 $z_1 = 0.05$, $z_2 = 0.41$, $z_3 = 0.54$。

由拟分量变换得此点的自然分量坐标是 $x_1 = 0.210$, $x_2 = 0.482$, $x_3 = 0.308$,即选择的混料配比是

黏合剂: 21%　　氧化剂: 48.2%　　燃料: 30.8%

这一混料的弹性模数的实测值是 3 002,且黏合剂用量接近下界。

二、有上下界约束的混料问题

在某些混料试验中,由于工艺、成本等方面的限制,要对一个或某些分量加以上界约束和下界约束的混料问题。

以制造饮料的试验为例,要用西瓜、橘子、菠萝及葡萄的 4 种果汁混合在一起制造一种饮料。从生产成本看,西瓜汁最便宜,但不能过多,否则,饮料的水果味道将不好。西瓜汁介于 40%~80%,橘子汁不能少于 10%,菠萝汁和葡萄汁介于 5%~30%。于是,此饮料的附加约束条件为

$$\begin{cases} 0.4 \leqslant x_1 \leqslant 0.8, & 0.1 \leqslant x_2 \leqslant 1, \\ 0.05 \leqslant x_3 \leqslant 0.3, & 0.05 \leqslant x_4 \leqslant 0.3, \\ x_1 + x_2 + x_3 + x_4 = 1 \end{cases}$$

这样,就要研究 4 个分量的若干组合。用 x_1、x_2、x_3 及 x_4 分别表示西瓜汁、橘子汁、菠萝汁及葡萄汁在饮料中所占的百分比。可以证明:若 q 分量受到上界和下界约束限制,其分量的可取值是 $(q-1)$ 维正规单纯形内的一个不规则的凸多面体,一般来说它的形状是很复杂的。

对于有上界约束和下界约束的混料,麦克莱恩(McLean)和安德森(Anderson)提出一种渐近最优的极端顶点设计。所谓极端顶点是约束平面交点中满足 $\sum_{i=1}^{q} x_i = 1$ 的交点。利用极端顶点集所构成的混料设计称为极端顶点设计。有时,为了配合规范多项式待定参数的求解,或者为了得到性能良好的设计而要补充不规则凸多面体棱、面、体的中心点作为补充试验点。

例 7-6　要用西瓜、橘子、菠萝及葡萄的 4 种果汁混合在一起制成饮料。从成本上看,西瓜汁最便宜,但不能过多,最多不能超过 80%,否则饮料的水果味道将不好。西瓜汁介于 40%~80%,橘子汁不能少于 10%,菠萝汁和葡萄汁介于 5%~30%,此试验的响应值是饮料味道的评分值,最好 9 分,最差 1 分。此试验方案及试验结果如表 7-7。

表 7-7　极端顶点设计方案及试验结果

试验号	x_1	x_2	x_3	x_4	响应值
1	0.4	0.1	0.3	0.2	6.5
2	0.4	0.5	0.05	0.05	6.96
3	0.4	0.25	0.05	0.3	6
4	0.55	0.1	0.05	0.3	6.82
5	0.4	0.25	0.3	0.05	5.8
6	0.55	0.1	0.3	0.05	5.65
7	0.8	0.1	0.05	0.05	5.93
8	0.4	0.1	0.2	0.3	5.05

将这 8 个观测值分别代入一阶规范多项式,得预测方程:

$$\hat{y} = 6.093x_1 + 7.613x_2 + 4.471x_3 + 5.934x_4$$

该预测方程能否进行预测要经过适宜性检验,认为适宜才能使用。适宜性检验有两种办法。一种是在因子空间选择一些“控制点”,在“控制点”上进行试验,如果试验值与回归方程预测值之差都在误差限之内,则认为预测方程在因子空间内是适用的。另一种办法是将“控制点”上那些试验数据与原来试验数据合在一起,重新拟合方程,对新方程进行方差分析,经 F 检验,如认为拟合较好,则可以使用新方程在因子空间进行预测。

第五节　混料均匀设计

自从沙菲(Scheffé)1958 年提出单纯形格子设计以来,混料回归设计的理论和它的应用都有很大发展。针对各种数学模型、试验区域与各种意义下的“最优性”提出了各种设计方法与分析算法。1996 年中国科学院应用数学研究所王元院士、方开泰教授提出了混料均匀设计,也称为配方均匀设计,它在生物饲料添加剂、水泥、合金、中草药配伍、昆虫引诱剂、拒食剂制造等方面具有广泛的用途。本节仅介绍无附加约束的配方均匀设计。

设 q 种原料的试验范围是单纯形 T,我们打算比较 n 个不同的配方,这些配方对应 T 中 n 个点,配方均匀设计的思想是使这 n 个点在 T 中散布尽可能均匀。混料设计方案步骤如下:

(1)给定 q 和 n,根据均匀设计表 $U_n(t^{q-1})$,安排 $q-1$ 个因素列,其中,n 为试验次数,t 为各因素的水平数,q 为配料的成分数, 即分量数。用 u_{jk} 记 $U_n(t^{q-1})$ 中第 j 列第 k 行对应的水平值,$j = 1, 2, \cdots, q-1$;$k = 1, 2, \cdots, n$。

(2)对每个 j 列,计算得

$$C_{jk} = \frac{2u_{jk} - 1}{2n}, \quad k = 1, 2, \cdots, n$$

(3)计算得

$$x_{ki} = \left(1 - C_{ki}^{\frac{1}{q-i}}\right) \prod_{j=1}^{i-1} C_{kj}^{\frac{1}{q-j}}, \quad i = 1, 2, \cdots, q-1; \quad k = 1, 2, \cdots, n$$

$$x_{kq} = \prod_{j=1}^{q-1} C_{kj}^{\frac{1}{q-j}}, \quad k = 1, 2, \cdots, n$$

$h_i = (x_{1i}, x_{2i}, \cdots, x_{ni})^{-1}$，表示第 i 个分量 n 次试验的各配料比,则向量 $(h_1, h_2, \cdots, h_q)$ 就给出了对应 n、q 的配方均匀设计,并用记号 $\mathrm{UM}_n(n^q)$ 示之。

对于三分量 $q=3$ 时,给出了产生 $\mathrm{UM}_{11}(11^q)$ 的过程(表 7-8)。这时计算公式有如下简单形式

$$\begin{cases} x_{k1} = 1 - \sqrt{C_{k1}}, \\ x_{k2} = (1 - C_{k2})\sqrt{C_{k1}}, \quad k = 1, 2, \cdots, 11 \\ x_{k3} = C_{k2}\sqrt{C_{k1}}, \end{cases}$$

表 7-8　$\mathrm{UM}_{11}(11^q)$ 试验方案

序号	C_1	C_2	x_1	x_2	x_3
1	1/22	13/22	0.787	0.087	0.126
2	3/22	5/33	0.631	0.285	0.084
3	5/22	19/22	0.523	0.065	0.412
4	7/22	11/22	0.436	0.282	0.282
5	9/22	3/33	0.360	0.552	0.087
6	11/22	17/22	0.293	0.161	0.546
7	13/22	9/22	0.231	0.454	0.314
8	15/22	1/22	0.174	0.788	0.038
9	17/22	15/22	0.121	0.280	0.599
10	19/22	7/22	0.071	0.634	0.296
11	21/22	21/22	0.023	0.044	0.993

（4）用配方均匀设计安排好试验后,根据试验的目的,获得响应变量 y 的值。进一步分析是用 $q-1$ 个独立变量进行回归分析,当因素间没有交互作用时用线性模型,当因素间有交互作用时用二次型回归模型,或其他非线性回归模型,现用例 7-7 来说明。

例 7-7　在一个新材料研制中,试验考察指标是新材料强度最大,影响指标的因素是 3 种金属粉混合的百分比含量。根据试验条件和精度的要求,选择了 $\mathrm{UM}_{15}(15^q)$ 表安排试验,其试验方案和对应的响应 y 值列于表 7-9。

表 7-9　均匀设计试验方案及试验数据

序号	x_1	x_2	y
1	0.817	0.055	8.508
2	0.684	0.179	9.464

序号	x_1	x_2	y
3	0.592	0.340	9.935
4	0.517	0.048	9.400
5	0.452	0.210	10.680
6	0.394	0.384	9.748
7	0.342	0.592	9.698
8	0.293	0.118	10.238
9	0.247	0.326	9.809
10	0.204	0.557	9.732
11	0.163	0.809	8.933
12	0.124	0.204	9.971
13	0.087	0.456	9.881
14	0.051	0.727	8.892
15	0.017	0.033	10.139

　　由于 $x_1 + x_2 + x_3 = 1$，故表中仅仅列出 x_1 和 x_2。利用二次型回归模型和逐步回归最终选定回归方程为

$$\hat{y} = 10.09 + 0.797x_1 - 3.454x_1^2 - 2.673x_2^2 + 0.888x_1x_2$$

相应的 $R = 0.90$，$\hat{\sigma} = 0.289$。由于 $x_1 + x_2 + x_3 = 1$，回归方程中仅有 x_1 和 x_2 出现，可以看到 x_1 和 x_2 有交互作用。

　　根据回归方程确定最优解：$x_1 = 0.015\,45$，$x_2 = 0.120\,2$，$x_3 = 0.864\,4$，预测指标值 $\hat{y} = 10.082$。

（詹国平）

习　题

第八章
药物随机临床试验设计

随机临床试验(randomized clinical trial, RCT),又称随机对照试验(randomized controlled trial, RCT),目前通常被认为是评价药物安全性和有效性的金标准(gold standard),是通过比较施加待评估干预措施的试验组与对照干预措施的对照组人群的治疗结局,从而判断两组干预措施效果,是一种前瞻性研究方法;但其研究结论外推于临床实践时可能会受到一定限制,或者临床药学随机临床试验可能需要高昂的时间成本等问题。近年来,在临床药学领域,如何利用随机临床试验研究方案更好评价药物的有效性和安全性,成为国内外药物研发、临床推广和监管决策中的热点问题。

第一节 临床试验发展简史

临床试验的真正源头要追溯到神农尝百草时期。从原始朴素的"真实世界研究",逐渐产生了对照、安慰剂、盲法、随机和重复等临床试验方法学的重要理念,最终步入现代临床试验时代。

宋代《本草图经》中记载,鉴别人参效果时,选择两人做对照,一人口含人参,另一人不含人参,步行三五里路,不含人参者大喘,口含人参者呼吸自如,从而判断后者为口服人参产生的作用。这个故事被认为是我国古代开展的朴素的对照试验。

1747年,英国军医詹姆斯·林德开展第一个现代意义上的临床对照试验。在18世纪,坏血病是困扰英国海军的主要健康问题。为了验证坏血病有效的治疗方法,海军医生詹姆斯·林德召集、遴选了12名患有坏血病并具有相似的症状的船员,安置在船上同一位置,基本饮食也相同;每2名船员为1组,共分为6组,分别予以不同的补充品互为对照。最终结果发现每天吃两个橘子和一个柠檬的2名船员症状逐渐好转、康复。此后,英国海军部下令所有军舰都供应橘子汁或柠檬汁,到18世纪末,这种致命的疾病便从英国皇家海军中消失了。这项研究被视为第一个临床对照试验,于1753年詹姆斯·林德发表研究论文,他被认为是临床对照试验发展的先驱者之一。

1781年,由本杰明·富兰克林(Benjamin Franklin)牵头的委员会开展了第一个单盲临床试验,通过科学的方法否定了动物磁疗的治疗作用。在试验过程中,用蒙面的方法实现了对受试对象采用的"盲法",被试者并不知道自己是否接受了真正的"动物磁疗"。

1801年,约翰·海加思(John Haygarth)首次报告了"安慰剂"对照的试验结果。

1935年,费希尔在《试验设计法》提出了著名的试验设计三原则:随机化、区组控制和重复,其成就对于临床试验方法学的发展举足轻重。

1943年,《柳叶刀》(*The Lancet*)杂志报告了第一个大规模、多中心、临床对照试验,验证了棒曲霉素是否具有抗感冒作用,研究结果提示棒曲霉素并不能缓解由感冒造成的痛苦与负担。

1948年,英国开展了一项覆盖整个英国的多中心、临床随机对照试验,旨在验证链霉素是否对肺结核有效。本研究详细描述了试验设计方法,它在临床试验方法学发展中的地位举足轻重,被视为第一个临床随机双盲对照试验。

20 世纪是临床试验方法学快速发展的时期。自 1938 年临床流行病学诞生以来,循证医学、转化医学、精准医学等理念相继产生并快速发展,计算机信息科学、医学统计学等技术不断进步,都为临床试验研究的发展起到重要促进作用。

20 世纪 40 年代后,随机临床试验研究的方法日趋成熟;第二次世界大战后,广泛应用于新药临床验证实践。临床试验的法律规则和伦理原则开始受到关注。20 世纪末,信息化进程为随机临床试验的发展插上了翅膀;随之而来的大数据和人工智能技术,带来了临床试验设计、实施、管理、决策等全过程的深刻变革。

基本概念

(一)随机临床试验

随机临床试验属于现代流行病学设计方法之一,其流程为:首先把研究对象随机分为不同的比较组,每组施加不同的干预措施;经过一定时间的随访观察,比较各组研究对象间关键临床结局的差别,旨在评估不同干预措施的临床治疗结局是否具有差别。目前阶段,随机临床试验被认为是在人群中验证医学干预措施效果(通常包含药物、治疗方案等)的最严谨、最可靠、最科学的方法,为循证医学提供最佳临床证据的金标准。随机临床试验的基本流程见图 8-1。

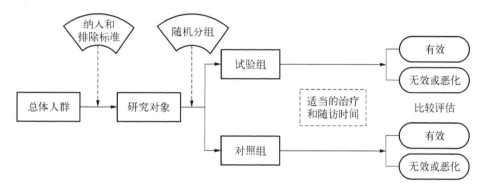

图 8-1　随机临床试验的基本流程示意图

(二)试验组和对照组

最常见的随机临床试验包含两个平行设计的比较组。本章中,统一把接受待评估药物的一组称为试验组(experimental group),接受对照药物(如安慰剂、空白对照或标准对照)的一组称为对照组(control group)。

(三)效果

效果(effectiveness),又称为疗效或临床疗效,是指干预措施实施后所能达到治疗作用的量化。通常而言,临床效果会受到干预措施的实际作用、研究对象的特征、医疗服务的条件和水平影响。因此,在评估一项干预措施的实际作用大小时,要考虑干预措施本身和外在的医疗卫生环境因素。

(四)不良作用

一项干预措施的不良作用(adverse reaction)与安全性(safety)成反比,不良作用越大,安全性就越低;不良作用的大小表现为受试对象副作用或不良反应事件发生率的高低。与评估疗效类似,不良作用率的评估,也需要在试验组和对照组进行比较,方能得出结论。

第二节　随机临床试验设计方法

一、随机临床试验设计的基本原则

随机临床试验设计和实施过程中必须遵循对照、随机、重复的基本原则,这是减少各种偏倚、确保科学性的基础。除了遵循这 3 个原则,现代随机临床试验设计还提出了盲法原则。

（一）对照原则

为了评价一个药物的疗效和安全性,必须设立可供比较的对照。常用的对照有安慰剂对照、阳性药对照、剂量对照、空白对照等。

（二）随机原则

随机原则是临床试验的重要原则之一,主要包括随机抽样和随机分组。随机抽样是指目标人群中的合格研究对象,具有同等被选择的机会进入研究,确保入选对象具有极好的代表性,以反映目标人群的总体状况,避免选择性偏倚。随机分组是指所有研究对象都有同等的机会被分配到试验组和对照组接受相应的干预,保证不同组别受试对象在重要非试验因素方面具有极好的均衡性,提高试验资料的可比性。

随机化方法通常分为三类:完全随机化、限制性随机化和适应性随机化。通常用计算机编程来产生随机分组方案。随机分组方案需有重现性。

1. 完全随机化　除了对受试者数量及各试验组之间受试者的分配比例有限制外,对随机化序列的产生不加任何限制。

2. 限制性随机化　主要包括分层、区组随机,是临床试验中最常用的方法。分层因素应根据试验目的和影响试验结果的因素来确定,如试验中心、疾病亚型等都可作为分层因素考虑。分层对于组间均衡性是有帮助的,但受试者数过少时,层数不宜过多,否则将给试验实施和统计带来困难。区组(即分段)随机是按区组随机地纳入受试者,同一区组内的受试者由于接受治疗的时间相近,当药物的疗效与季节或时间趋势有关时,有助于增加各组的可比性。当样本大小、分层因素及区组长度确定后,由生物统计学专业人员在计算机上使用统计软件产生随机数字表,并据此得到分组方案。

3. 协变量适应性随机化　也称为动态随机化,是依据影响临床治疗效果的预后因子(协变量)当前在各组的分布情况,调整分组概率,以控制协变量在各组的平衡。

无论应用何种随机化方法,均应重视随机隐藏,没有随机隐藏的随机实施过程不是真正的随机化。

（三）重复原则

重复是指在相同试验条件下独立重复试验的次数,在临床试验中指各组受试者的数量。足够多的重复可以增加试验的可靠性,从而正确地反映药物的疗效和安全性。样本量的计算方法可参照本原则中"样本量"的有关要求和相关生物统计学指导原则。

（四）盲法原则

盲法原则是为了预防或控制临床试验中的各种偏倚,包括研究对象主观偏见或期待、资料收集过程中的评价偏倚或信息偏倚、统计分析时的报告偏倚或解释偏倚等。根据设盲的程度分为开放(非盲)、单盲、双盲和三盲。

从伦理学、可行性、安全性考虑,双盲因为受试者和试验者均不知道分组情况,对可能出现的副作用等缺少足够的预见性,则应考虑单盲试验或开放试验。此时需要注意避免由于临床试验参与人员可能知道受试者的随机化分组情况,而影响进入试验的受试者分组。同时,在此类试验中由于受试者知晓所接受的治疗,他们可能在心理上对治疗作出相应的反应,对试验结果产生偏倚。即使是疗效观测指标属于客观的指标,如生存率、病死率等,对于研究者而言,如果知晓受试者的治疗措施,则对于受试者死因的确定及死因的诊断等都有可能引起偏倚。所以,采用单盲或开放试验均应制订相应的控制偏倚的措施,使已知的偏倚达到最小。双盲试验需要试验中所采用的处理方法在用药前或用药时都无法从感官上识别出来,且在整个试验过程中都保持盲态。

另外,当受试药物和对照药物的剂型、用法用量不同时,则采用模拟技术,如双盲双模拟技术,即为受试药物与对照药物各准备一种安慰剂,以达到试验组与对照组在用药的外观与给药方法上的一致。在试验方案中应说明采用不同设盲方法的理由,以及通过其他方法使偏倚达到最小的措施。

盲法试验需要保留盲法操作过程文件的记录,并在临床试验总结报告中说明,以附件作为药品注册申请文件提交。

二、临床试验设计的基本特点

(一)研究对象随机入组和分配

随机化选择研究院对象,使合格的研究对象均有同等机会进入研究,不以研究人员或研究对象的主观意识为转移,可避免选择性偏倚;采用随机化方法分配研究对象,可使影响疗效的因素在组间分布中维持均衡,有利于基线的可比性。

(二)前瞻性研究

随机临床试验属于前瞻性研究。在一项随机临床试验中,对每个患者都要进行一定时间的随访;每个患者无法做到从同一时间开始随访,但是随访的起点和期限应该有明确规定。

(三)干预性研究

随机临床试验包括实施预先设计好的干预措施,通常为经过鉴定明确对研究对象无害的临床治疗方案。

(四)试验方案科学严谨

随机临床试验对试验方案的要求较为严格,必须设立与试验组比较的对照组,两组基线特征均衡可比,方能将两组疗效的差别归因于干预措施的效果。

(五)遵循伦理学原则

随机临床试验中,研究对象是患有某病的人,在其过程中,必须遵循医学伦理学的基本原则,即"Belmont 原则":包括尊重原则、有利原则、公正原则。

三、受试对象的特点

纳入随机对照试验的受试对象,通常而言,一定需要治疗,否则可能使其病情恶化,对其健康不利。临床上,对于自限性疾病而言,一般发生、发展到一定程度后可自动停止,并逐渐恢复痊愈,在此过程中一般不需特殊治疗或医学手段干预,适当对症治疗便可使患者通过自身机体免疫力,逐渐痊愈。所以,此类疾病一般不适宜选作随机对照试验的受试对象,如将其纳入研究,或许会出现与治疗无关的假阳性或假阴性反应。另外,所有参与随机对照试验的研究对象,根据伦理原则,应知情并自愿,不应强迫参加。

第三节 随机临床试验的设计和实施

任何随机临床试验都不可能获得绝对意义的真实结果,随机临床试验设计的目的之一是减少误差,尽可能缩小观察值与真实值之间的差异,尽量获得接近真实值的结论,这是保证一项随机临床试验科学性的考量。然而,一项随机临床试验的科学性会受到人力、物力和财力等因素的影响,因此,在随机临床试验设计和实施过程中,在考量科学性和可行性的同时,尽可能考虑受试对象的利益。任何随机临床设计的科学性达到完美程度,是对影响研究设计科学性、可行性和伦理学因素综合平衡的结果。

一、确定研究目的

为了使临床试验的研究目的更明确,在确定研究目的之前,首先要明确临床试验要解决的科学问题,这类研究问题的确定可采用 PICOS 原则,即包含 5 个方面的要素:疾病和患者(patients)、待评价的干预措施(intervention)、比较的干预(comparison)、临床结局(outcome)及医疗环境和条件(setting)。临床试验要解决的科学问题,其实质就是对 PICOS 的 5 个方面进行详细的界定和考量,使其清晰、明确。

随机临床试验主要用于评估医学干预措施的效果,即回答一个干预措施是否有效、利是否大于弊的问题。例如:与无干预措施相比,辛伐他汀是否可以在血脂中度偏高的心血管疾病高危男性人群中降低心血管的 5 年发病和死亡的风险,这是一个典型的评估一种药物使用与否的疗效。通常情况下,一次临床试验只能解决一个问题;如果解决的问题太多,会导致研究目的不明确,思路不清晰,实施过程中会增加很多困难,甚至造成各项干预措施不集中或互相干扰,进而影响整个临床试验的研究结果和结论。

二、确定研究对象

研究对象是指参与临床试验并接受干预措施的人,又称研究对象、受试者或研究人群;随机临床试验中,研究对象一般是有某种疾病的患者,此时评估的干预措施通常为临床治疗措施;但也可以是不患有疾病的"健康者",此时评估的干预措施一般为预防保健措施,比如:高血压初级预防效果评估的研究对象必须是无高血压相关疾病的人群。

(一) 研究对象的影响因素

总体而言,研究对象是由研究目的决定的,根据研究目的的类型,可以把研究对象分为以下几种。

(1) 从该治疗中可以受益最大且受害最小的人群,也是对该干预措施最敏感、最易检出疗效的人群。

(2) 研究者特别关心的特殊人群,如儿童、老年人和女性等。

(3) 治疗效果不明确或有待证实的人群。

此外,研究人群的选择还与以下因素有关。

(1) 潜在不良反应的大小。

(2) 是否具有不适合该治疗的禁忌证。

(3) 在治疗过程中依从性的好坏。

(4) 中途退出和失访的可能性的大小。

(5) 研究可能检出疗效的大小,即统计的把握度。

总之,无论出于何种考虑,研究者必须对研究的疾病和研究对象均有严格的定义,并具有明确的诊断标准和可靠的诊断方法。

(二) 确立研究对象的纳入和排除标准

考虑了上述因素后,需要确立严格的研究对象的入选和排除标准,该标准用于限定该干预措施或方案,在未来临床推广应用时适用的患者范围。通常用来制订纳入和剔除标准的因素包括:

(1) 患者的基本情况,包括性别是否具有限制、年龄有无特殊规定、居住环境有何限定等。

(2) 疾病的严重程度,包括考虑病情等级、病程等。

(3) 是否具有并发症和伴发症,尤其是干预措施的禁忌证。

(4) 既往治疗史、过敏史。

研究对象的纳入和排除标准限定内容的多少与入选患者的范围是相对的,纳入和排除标准限定内容越多,入选患者的范围越小,则干预措施的适用范围就越小,故确立研究对象纳入和排除标准的时候,需要平衡科学性、适用性和伦理性 3 个方面的因素。

从科学角度讲,入选研究对象的范围越窄,此时入选对象的同质性越好,获得的研究结果越准确、科学。但是,当入选对象的范围太窄时,干预措施适用的患者的范围变小、总人数变小,势必会大大影响研究结果的外推性,即由于纳入和排除标准的限定,很难将研究结论外推到一个很大的人群。由于临床实践的复杂性,临床试验中又不能一味追求扩大干预措施的适用性而降低科学性、忽视伦理性。因此,任何临床试验中研究对象纳入和排除标准的确定都是对科学性、可行性和伦理性审慎平衡的综合结果。对于不同特征和疗效明显不同的患者,必须用独立的临床试验或同一试验的亚组分析分别进行研究。

例 8-1　在一项评估利莫那班(大麻素 1 型受体拮抗剂)治疗动脉粥样硬化的国际多中心的随机临床试验中,确立的研究对象的纳入和排除标准如下:

纳入标准:

(1)根据临床需求提供冠状动脉造影结果,受试者有胸痛或功能性试验异常(如运动试验或核素扫描)。

(2)年龄不小于 18 岁。

(3)男性腹围大于 88 cm,女性腹围大于 102 cm。

(4)符合事先定义的代谢综合征患者的标准或为吸烟者。

(5)存在两个及以上的危险因素者定义为代谢综合征患者。

1)甘油三酯高于 150 mg/dL。

2)高密度脂蛋白胆固醇低于 40 mg/dL(男性)或 50 mg/dL(女性)。

3)空腹血糖高于 110 mg/dL。

4)高血压(至少高于 140/90 mmHg)或正在接受高血压治疗。

5)每天吸烟超过 10 支定义为吸烟。

(6)血管造影提示至少一侧冠脉梗阻(冠脉腔狭窄超过直径的 20%)。

排除标准:

(1)减轻体重的手术史。

(2)病情未控制的糖尿病(HbA1 大于 10%)。

(3)尿检四氢大麻酚阳性结果。

(4)伴随其他减轻体重的干预措施,如:基线检查或试验过程中使用奥利司他(orlistat)西布曲明(sibutramine)。

(5)为在更大范围评价药物的安全性,本研究未将精神类疾病史作为排除标准。

本研究中,研究者希望评价药物的有效性和安全性在不同种族研究对象中是否存在差异,故特意收集了受试者的种族信息;所有研究中心伦理委员同意试验方案;受试者均签署知情同意书。

(三)计算样本含量

随机临床试验中,需要选用不同治疗方案作为对照,结局有两种可能,一是试验组和对照组的治疗效果相当,称为等效试验(equivalence trial);二是试验组治疗效果不同于对照组,包括优于、不劣于和劣于,称为优效试验(superiority trial)。等效和不等效是相对的概念,等效并不意味着两者效果完全相等,而是允许两组疗效具有差异,只是这个差异在一个比较小的范围之内,在临床上无实际的临床意义;"不等效"则是指两种治疗方案在疗效上的差异足够大,不能忽略,同时具有实际的临床意义,制定治疗方案时需要区别对待。

在估算样本量时,其中非劣效性检验样本量的估计与等效性检验样本量估计方法基本相同,但是非劣效性检验为单侧检验,而等效性检验是双侧或单侧检验。本书以非劣效性检验为例,介绍最常用的两样本均数比较、两样本率比较的样本量的估计方法。

1. 两独立样本均数比较的样本量估计

例 8-2　某医师在预试验中,使用氯米帕明(试验组)、文拉法辛(对照组)分别治疗了 20 例抑郁症患者,治疗结束后,采用汉密顿抑郁量表(Hamilton depression scale, HAMD)评分评估疗效,氯米帕明组评分为8.69±5.29,文拉法辛组评分为7.85±6.33,若已知氯米帕明治疗抑郁症疗效不劣于文拉法辛,两组各需观察多少例数(α=0.05,β=0.10,Δ=2)?

估算公式:

$$n = \frac{(u_\alpha + u_\beta)(1 + 1/k)\sigma^2}{(\Delta - \delta)^2}$$

式中,n 为试验组的样本量;σ^2 为总体方差,通常未知,用样本方差 $s^2 = (s_e^2 + ks_c^2)/(1+k)$($k$ 为干预组与对照组例数的 $1:k$ 匹配,通常为 $1:1$,s_e^2 为干预组的方差,s_c^2 为对照组的方差)进行估计;u_α、u_β 查 U 界值表可获得;$\delta = |\bar{x}_e - \bar{x}_c|$($\bar{x}_e$ 为干预组的均数,$\bar{x}_c$ 为对照组的均数);Δ 为等效差值,$\Delta > \delta$。

本例为非劣效性检验,故为单侧检验,两组例数为 $1:1$,故 $k=1$,则

$$s^2 = (5.29^2 + 1 \times 6.33^2)/(1 + 1) = 33.92$$

设 $\Delta = 2$,$\delta = |\bar{x}_e - \bar{x}_c| = 8.69 - 7.85 = 0.84$,根据 $\alpha = 0.05$,$\beta = 0.10$ 查 U 界值表得 $u_\alpha = 1.6449$,$u_\beta = 1.2816$,则

$$n = (1.6449 + 1.2816)^2(1 + 1/1) \times 33.92/(2 - 0.84)^2 = 431.8 \approx 432。$$

故两组各需观察抑郁症患者 432 例。

2. 两独立样本率比较的样本量估计

(1)当目标事件发生率介于 0.2~0.8(或是 0.3~0.7)之间时,按以下方法估算。

估算公式:

$$n = \frac{(u_\alpha + u_\beta)^2[p_1(1 - p_1) + p_2(1 - p_2)]}{(\Delta - \delta)^2}$$

式中,n 为试验组的样本量;u_α、u_β 查 U 界值表可获得,$\delta = |p_1 - p_2|$,p_1 和 p_2 分别为两组的样本率,$\Delta > \delta$。

例 8-3 某医生研究新药 1 号与传统药物 1 号治疗糖尿病,预试验中传统药物 1 号治愈率为 81.5%,新药 1 号治愈率为 79.0%,试问新药 1 号不劣于传统药物 1 号治疗糖尿病,各需观察多少例数(α=0.05,β=0.10,Δ=0.1)?

本例单侧检验,查表得 $u_\alpha = 1.6449$,$u_\beta = 1.2816$,$p_1 = 0.815$,$p_2 = 0.790$,$\Delta = 0.1$,$\delta = 0.815 - 0.790 = 0.025$,$\Delta > \delta$,则

$$n = (1.6449 + 1.2816)^2[0.815 \times (1 - 0.815) + 0.790 \times (1 - 0.790)]/(0.1 - 0.025)^2 = 499.4$$
≈ 500,故每组需观察消化性溃疡 500 例。

(2)当目标事件发生率小于 0.2 或 0.3 或大于 0.8 或 0.7 时,需要对率采用平方根反正弦变换后计算样本含量。

估算公式:

$$n = \frac{(u_\alpha + u_\beta)^2}{2(\arcsin\sqrt{\pi_e} - \arcsin\sqrt{\pi_c})^2}$$

式中,π_e、π_c 分别为试验组期望阳性率、对照组期望阳性率,其中 $\pi_e = p - d$,$\pi_c = p + d$,$p = \dfrac{p_e + p_c}{2}$,

$d = \dfrac{\Delta - \delta}{2}$，$p_e$、$p_c$ 分别为试验组、对照组阳性率，Δ 为非劣效性差值，$\delta = |\, p_e - p_c \,|$，$u_\alpha$、$u_\beta$ 查 U 界值表。

例 8-4　某医师观察帕罗西汀联合心理(甲组)与帕罗西汀(乙组)治疗《中国精神障碍分类与诊断标准》(*Chinese classification and Diagnostic criteria of Mental Disorders*，CCMD)-Ⅲ焦虑障碍，预试验各治疗 30 例，两个月后，用 HAMD 评分，有效率甲组为 90.0%，乙组为 83.3%，试问乙组疗效不劣于甲组各需观察多少例数($a = 0.05$，$\beta = 0.10$，$\Delta = 0.1$)？

本例 $p_e = 0.833$，$p_c = 0.900$，$u_{0.05} = 1.6449$，$u_{0.10} = 1.2816$，$\delta = |\, 0.833 - 0.900 \,| = 0.067$，

$$p = \frac{p_e + p_c}{2} = \frac{0.833 + 0.900}{2} = 0.8665, \quad d = \frac{\Delta - \delta}{2} = 0.0165$$

$$\pi_e = 0.8665 - 0.0165 = 0.8500; \quad \pi_c = 0.8665 + 0.0165 = 0.8831$$

$$n = \frac{(1.6449 + 1.2816)^2}{2(\arcsin\sqrt{0.8501} - \arcsin\sqrt{0.8831})^2} = 1813.3 \approx 1814_\circ$$

两组各需观察 CCMD-Ⅲ焦虑障碍患者 1814 例。

三、确定干预措施

随机临床试验中干预措施是指治疗方案，主要由研究目的决定。研究者一般是根据自己的专业背景、研究兴趣、临床实践中亟待解决的医学问题等，综合考量应该围绕哪些干预措施开展研究。

在干预措施确定后，研究者应针对干预的实施细节，做具体详尽的限定和描述，如药物的给药途径、给药时间、剂量和用药时间、停药时间、严重不良反应出现时的处理原则，以及其他注意事项。同治疗在不同用药条件下，效果和副作用的对比可能不同，研究中用药安排是未来实际用药的重要参考，因此，设定用药条件时应特别注意。

（一）设置对照组干预措施

1. 对照组干预措施设置的原则　对照组干预措施也是根据研究目的确定，随机临床试验中设置的干预组和对照组干预措施如下。

（1）评价治疗措施的安全性及临床疗效：对照一般为阳性对照、无治疗对照和安慰剂对照。

（2）研究剂量效应关系，确定最佳效应剂量：对照组为同一药物的不同剂量。

（3）研究不同给药方式，确定最佳给药方式：对应的对照组为同一药物的不同给药方式。

（4）在常规治疗基础上，评估新治疗的额外收益：对照组一般为两个，一组用常规治疗联合新治疗，另一组用常规治疗联合安慰剂治疗。

（5）确定两个治疗是否效果相当及优劣：两药互为对照。

下面就不同研究目的时对照组干预设置的原理做具体介绍。

2. 对照的类型　随机临床试验中对照组主要有 5 种类型：安慰剂对照、空白对照、标准药物对照、剂量-反应对照及外部对照。

（1）安慰剂对照(placebo control)：所谓安慰剂是指在剂型、大小、颜色、重量、气味等方面与试验药物尽可能保持一致，但不含试验药物的有效成分。

设置安慰剂对照主要目的是克服研究者、受试者、疗效及安全性评价者等人员的心理因素所产生的偏倚，最大限度减少受试者和研究者的主观期望效应或偏见效应，尽可能保证试验结果的真实性。设置安慰剂对照还可以消除疾病自然进展对试验结果的干扰，以衬托出试验药物的真实疗效及不良反应，故可直接度量试验药物和安慰剂之间的差别。

安慰剂对照设置时需注意如下几个问题。

1）在伦理方面,安慰剂对照一般适用于所研究的适应证尚无有效药物治疗,此时安慰剂对照是可以接受的。但是,如已有上市的可选择的药物,该药物已明确能够使受试者受益,如防止病情恶化、降低复发等,此时采用安慰剂对照则存在伦理方面的争议。如已知上市药物具有一定毒性,常导致严重不良反应,因而患者拒绝接受时,亦可使用安慰剂对照。

2）安慰剂对照适用的疾病或适应证,要明确不会延误病情,不会延误治疗的时机,否则也不能使用。

（2）空白对照（no-treatment control）:未加任何对照药物的对照组称空白对照。试验组与空白对照组的受试者分配必须遵循随机化的原则。与安慰剂对照的不同之处在于空白对照并未给予任何药物,所以它是不盲的,从而可能影响到试验结果的正确评价。

适用情况有两种:

1）由于处理手段非常特殊,安慰剂盲法试验无法执行,或者执行起来极为困难,如试验组为放射治疗、外科手术等。

2）试验药物的不良反应非常特殊,以至于无法使研究者或受试者处于盲态。这时使用安慰剂对照几乎没有意义,不如采用空白对照。

（3）阳性对照（positive control）:阳性对照也叫标准对照,是指在临床试验中采用已上市的有效药物、用现有标准治疗方案或常规手段作为试验药物的对照。这些药物必须是疗效肯定、医学界公认、药典中收载的,特别是最近药典中收载的。如果有多种阳性对照药物可选,则应选对所研究的适应证最安全、有效的药物。试验药物与阳性对照药物的治疗和使用环境应该是相同的,对照组的阳性药物所采用的剂量和给药方案必须是该药最优剂量和最佳方案（此时方可认为疗效是最佳的）,否则可能导致错误的结论。

（4）剂量-反应对照（dose-response control）:将试验药物设计成几个不同的剂量组,受试者被随机分配至某个剂量组中,即为剂量-反应对照,包括或不包括零剂量（安慰剂对照或空白对照）均可。此类对照主要用于研究剂量与疗效或不良反应的依存变化关系,抑或在说明疗效的同时筛选最佳剂量,有助于明确给药方案中可供选择的剂量类型。

中药复方制剂一般进行剂量-效应关系研究,此类探索性临床试验通常在Ⅱ期临床试验中完成,其研究设计的类型一般有平行量效研究、交叉量效研究、强制剂量滴定和供选择的剂量滴定等。

平行量效研究是剂量研究中的常用设计方法之一,把受试者随机分为数个固定的剂量组中。该固定剂量指最终的或维持的剂量。受试者可以开始时即用此剂量,也可以安全地逐渐滴定到此剂量。同时,维持最终剂量干预足够时间后,进行量效关系比较研究。此类研究过程中,中药有效成分、中药有效部位的制剂应设置多个剂量组,通过试验获得剂量-效应曲线,以证明剂量-效应关系;中药复方制剂除安慰剂组外（零剂量组）至少应有 2~3 个梯度剂量组。

剂量-效应关系临床试验要求各剂量组的效应形成较完整的量效曲线,量效曲线一般采用曲线拟合的方法获得,拟合的曲线应有统计学意义。一般而言,设置的剂量组越多,剂量梯度越合理,每组所需的样本量越小,反之所需的样本量则越多。

（5）外部对照（external control）:又称为历史对照（historical control）,是将研究者本人或他人过去的研究结果与试验药物进行对照比较。当所研究的疾病严重威胁人类健康,目前还没有满意的治疗方法,且根据药物作用机制、动物试验,以及早期经验,已能推荐所研究的新药时,可以使用外部对照。此类对照受试者并非来自同一个患者总体,无法做到同步、随机、盲法等,故可比性较差,主要用于探索性研究。

四、追踪随访和资料收集

随机对照试验在随访和实施过程中,需要收集4个方面的资料,包括研究对象的基线资料、治疗过程及依从性资料、疗效评估指标(评估干预措施效果的资料)和不良反应相关的资料。

（一）基线资料

基线资料(baseline information)指研究对象在进入随机临床试验时、在干预方案实施前的基本信息,一般包括一般的人口学特征(如年龄、性别、种族等)及可能影响临床结局的基本病理参数特征(如健康状况、病史和治疗史、疾病严重程度、合并症等)。基线资料一般是在选择和征募研究对象时收集。

基线资料主要用于以下分析:

（1）描述研究对象的详细特征,由此界定干预措施适用的人群范围。

（2）用于评估试验组和对照组在非研究因素方面是否具有可比性,评估分析干预措施的绝对疗效。

（3）提供混杂因素的来源和范围,用于分层分析或多因素分析,辨析混杂因素。

（4）用于更加复杂的分析,如交互作用分析等。

（二）治疗过程及依从性资料

以药物治疗为例,需要收集治疗过程中的相关信息,如用药的方式或途径、用药的时间和剂量、用药的疗程、随访的信息、有无使用联合治疗方案等;依从性是研究对象遵守医嘱治疗计划的程度,即实际用药的情况,这些信息对评估实际疗效很重要。

（三）疗效评估指标

疗效评估指标是用来估计治疗效果和副作用的变量,是干预措施实施一段时间后测量的生理生化指标或发生的临床事件,前者如血压,后者如痊愈。该类疗效评估指标是所有临床试验资料收集中最基本的变量,也是应该花大力气做好的工作。试验组和对照组在这些疗效评估指标上的差异,提示干预措施的效果。尽管是衡量益处的变量,它们既可以是好的疗效,如痊愈,也可以是坏的疗效,如病情恶化。治疗的效果或好处体现在治疗组和无治疗组在这些指标方面的差别,如果治疗有效,对于好的疗效,治疗组应该高于对照组;对于坏的疗效,治疗组应该低于对照组。

能反映疗效的资料是收集的重点,在收集与疗效有关的资料时,需要进行如下思考。

（1）客观性、准确性:尽可能地收集客观指标,以连续性指标为优选。

（2）相关性:与所研究的适应证直接或密切相关,如血糖是降糖药的相关指标。

（3）特异性:如心血管病是抗高血压药的特异指标,全死因死亡则不是。

（4）重要性:如对抗高血压药来说,心血管病事件比血压更重要。

（5）好处和害处:如抗高血压药降低血压是益处,而引起头晕则是害处,必须兼顾重要的益处和害处的指标。

（6）综合性:如死亡为单一指标,生命质量为综合指标,卒中康复治疗时,综合指标可能优于单一功能指标。

（7）患者相关性:如癌症治疗中患者可能认为生活质量比生存时间更重要。

（8）时间性:对任何结局的测量必须有明确的时间范围,比如:3个月内几乎无法看出降血压治疗预防心血管病事件的作用。

（9）统计特征:如血压是连续变量,死亡为二分类变量。

（10）敏感性:越容易测量出干预效果的指标敏感性就越高。

一项临床试验不可能测量所有相关的疗效,疗效的确定和测量是研究成功的关键之一。哪种疗效更重要,这取决于看问题的角度,目前认为患者认为重要的疗效必须给予充分的重视。研究者必须对干预措施各种可能的疗效进行分析,确定并测量相关、重要、敏感的疗效。另外,疗效评估指标的选择还必须兼顾可行性和伦理性的要求。

（四）不良反应相关资料

不良反应用来评估治疗方案的安全性,是临床试验临床疗效的必要内容,其重要性甚至比疗效评估更大。不良反应相关指标一般属于不好的疗效,轻者如头晕、恶心、呕吐、食欲不振和皮疹,重者如致病、致残和死亡。当然,好的疗效也可以用来研究不良作用,如治愈,一种药物可能会治愈一种疾病,但同时也可能影响另一种疾病的恢复和痊愈,这种作用也属于不良作用。

值得指出的是,一个临床试验的样本量可能足以检出治疗的好处,但可能不足以检出所有的不良作用,尤其是慢性不常见的不良作用。研究慢性少见的不良作用,有时只能依靠观察性研究,如前瞻性和病例对照研究。

五、资料的统计分析

（一）基线资料

描述基线资料指对研究对象特征的描述,这些特征如年龄、性别、种族、病情等,研究对象的特征是判断研究结果可以外推的人群的依据。因此,基线资料的描述是随机对照试验结果分析的第一步。

（二）组间可比性分析

组间可比性分析就是比较组间研究对象各种特征的相似程度,这里比较的特征与基线描述时用的变量一般是一样的,但基线比较的重点在于检查随机分组的成功程度,分析混杂存在的可能性及其大小,为控制混杂提供依据。随机分组对任何变量的平衡是无选择的,任何变量的比较都可以反映随机分组成功的程度。但是只有影响相关临床结局因素的组间比较,才具有控制混杂的意义。

在进行基线比较时,一般都会进行适当的统计学检验,并提供相关的 P 值。但是,严格意义上讲,这些检验是毫无意义的,甚至是误导性的,因为仅仅由于机会的原因,就可能出现组间显著性的差异。更重要的是,组间存在显著性差异并不意味着该因素一定会引起混杂,混杂的出现还取决于该因素与临床结局的关系。相反,组间没有显著性差异的变量,一样可能引起混杂。另外,在分析混杂时,还必须牢记还有很多混杂因子没有包括在分析之内,分布的不均衡可能使一些因素偏向于治疗组,而另一些偏向于对照组,但是当混杂因子数目足够大时,这些因素总和的分布在组间应该是可比的。

（三）临床疗效的分析评估

随机临床试验中,根据研究目的、资料类型（连续或分类资料）、研究的分组数、资料分布特征（正态或非正态分布）、统计分析方法相应的条件等,选择相应的统计学分析方法,如 t 检验、方差分析、χ^2 检验、秩和检验其两两比较、多因素分析等。

1. 连续性变量资料　如果两组比较的随机对照试验结果采用连续性变量表示且测量了治疗前和治疗后的数据,如果满足正态或近似正态分布,可采用治疗后两组结果的均数进行比较,或者每组治疗前后差值的均数进行比较。

例如:采用 A 和 B 两种降血糖药物治疗糖尿病患者,结果比较时,在治疗前的基线水平 A_1 和 B_1 的均数比较接近的基础上,A_2 与 B_2 的均数的比较可以反映治疗效果的差异;也可采用 $(A_1 - A_2)$ 与 $(B_1 - B_2)$ 差值的均数进行比较。如果不满足正态分布条件,则可考虑采用秩和检验进行分析。

多组连续性变量的比较时,则可采用方差分析或秩和检验,首先比较总体有无差异,如果总体有统计学差异,则再做组间的两两比较。

2. 分类资料　如果采用二分类资料评估干预措施效果,将试验组和对照组的结果分别填入相应的表格,对两种干预措施的疗效进行分析和比较。两组疗效比较可采用 χ^2 检验比较有效率、治愈率等指标,然后进一步分析相对危险度等指标。

例8-5 以痊愈率为例,设 A、B 两组痊愈和无效的频数分别为 a、b、c、d,总样本量为 n,资料分析的表格模式见表 8-1,A 组的痊愈率为 $a/(a+b)$,B 组的痊愈率为 $c/(c+d)$,两组的比较可以采用 χ^2 检验,相对危险度为 $RR(\text{relative risk})=a/(a+b)/c/(c+d)$,具体分析见 χ^2 检验过程。

表8-1 痊愈率 χ^2 检验整理表格

组 别	痊 愈	无 效	合 计
A	a	b	$a+b$
B	c	d	$c+d$
合计	$a+c$	$b+d$	n

3. 相关性分析 当某一干预措施发生的结局与某种因素有关时,可做相关性分析。如疗效与剂量的关系、与疗程的关系、与患者年龄的关系等,均可做线性相关分析。

4. 多元分析 干预措施的效果往往与多种因素有关,如患者的年龄、病情、病程、药物剂量和疗程、有无并发症和并存症等,弄清这些有关因素的影响和程度,对指导临床实践有重要意义。

5. 时间-效应分析 对于慢性疾病的随机临床试验研究,往往需要长时间随访并评估不同疗效随时间的变化趋势。

六、随机临床试验常见的质量控制

临床试验质量控制的目标是真实性、可靠性、可比性和完整性。

(一)临床试验开展前的质量控制

(1)制定质量目标:须根据法律法规,制定全员参与、全流程实施的药物临床试验管理的质量目标。

(2)建立健全质量管理体系:建立临床试验的质量管理体系、质量追踪体系、人员职责、常用制度、质量评价体系、标准操作规程(standard operating procedure, SOP)、应急预案等,且在实际工作中不断完善和更新。临床试验前应对所有参试人员进行相关的 SOP 培训,需制定的 SOP 如下:需要注意的是,临床试验前,申办方、医药研发合同研究组织(contract research organization, CRO)及研究者都应制定相应的 SOP。

(3)制定质量控制计划:明确规定各参与人员如研究者、临床研究协调员(clinical research coordinator, CRC)、临床监查员(clinical research associate, CRA)、药物警戒人员等的岗位职责,按照质控计划完成临床试验各项任务。

(4)人员培训:在临床试验开展前尤为必要。研究人员对临床试验方案及 SOP、《药物临床试验质量管理规范》(Good Clinical Practice, GCP)不熟悉,会导致试验过程中各专业组无法严格按照 SOP 进行,甚至出现违背 GCP 现象。此外,研究者对不良事件的定义了解不全面,容易导致研究者对不良事件处理不当或出现漏报不良事件的问题发生,临床试验前需加强对研究者进行不良事件处理和不良事件记录的培训。

(二)临床试验中的质量控制

(1)招募受试者:按临床试验方案规定的标准入选病例(随机、盲法),安排入选受试者签署知情同意书。在临床试验中,需要注意受试者依从性问题:如受试者未如实告知研究者自身用药情况,或者是用药期间不配合方案进行用药,或者由于非必要原因退出试验,抑或试验结束后不配合接受随访等,都会对试验结果造成严重影响。在招募中进行质量控制,一方面要严格按照入选标准招募受试者,另一方面 CRC 人员要加强与受试者的沟通与联系,做好受试者和研究者的沟通桥梁,建立起受试者和研究者的信任,提高受试者的依从性。此外,还需制定受试者脱落的处理措施,根据原因协助沟通解决,尽可能减少脱落。

(2)建立临床试验检查路径:对临床试验方案中规定的检查项目匹配相关检查或检验科室,临床试验中建立药物临床试验检查路径,确保结果可靠性、准确性、可追溯性。

(3)试验中对药品的管理:① 临床试验药品需储存在药品专柜中,并由专人负责,保证不同项目的药品单独存放并标识。② 临床试验药品应按照临床试验方案的要求在规定内的温湿度条件下储存,并由药品管理专员定时记录实时温湿度。③ 临床试验用药品在临床试验机构的接收、贮存、分发、回收、退还及未使用的处置等管理应当遵守相应的规定并保存记录。

(4)临床试验资料的质控:对药品临床试验各项记录进行质量控制,包括病例报告、治疗措施、给药途径、剂量、治疗时间、治疗结果等,确保数据准确、完整、真实、及时、合法,不得遗漏、不随意改变。

(5)临床试验信息化管理:① 对电子数据采集进行质量控制,在规定的时间窗内采集数据,确保数据准确、真实、可靠、完整。② 对电子数据进行逻辑核查、源数据核查、数据汇总统计分析、质量检查与评估等质控措施,使临床研究达到要求的数据质量水平。

(6)不良事件管理:研究者应严格按照试验方案对试验数据进行判断是否属于异常值,而非根据自身临床诊疗经验进行判断。研究人员严格执行不良事件(adverse event, AE)和严重不良事件(serious adverse event, SAE)上报制度和 SOP,加强 AE 和 SAE 的报告和处理。需对老年人和自身合并疾病受试者进行 AE 和 SAE 监测,减少不良事件发生。

(三)临床试验结束后的质量控制

临床试验结束后,需要认真审查总结报告是否属实,包括:① 结果数据是否科学准确,是否正确分析和评价药物的临床有效性和安全性。② 所有质控文件资料是否完整并按规定归档。

七、随机临床试验的环境和条件

研究中的医疗环境和条件决定服务的质量。理想的服务环境包括一流的医生、一流的器械、一流的基础设施等,它们是保障诊断准确和治疗正确的前提。如果诊断不准确,纳入了很多不该治疗的人,总体疗效不可能好;如果外科医生经验不足,手术不可能很成功;等等。相对于理想医疗环境的是更广泛存在的现实医疗环境。一般来讲,一个治疗的效果在理想环境下会高于现实医疗环境,在现实环境下估计的疗效更可能在实际患者中得到实现。如果治疗在理想环境下有效,在现实环境里则可能有效,也可能无效。相反,治疗在理想环境下无效,在现实环境下一定也不会有效。

第四节 随机临床试验案例

牛皮癣(又称银屑病)是一种慢性炎症性疾病,全球患者高达数百万人,对患者的身体、社会和心理健康产生深远的不利影响。美国银屑病基金会对 17 000 多名受访者进行了调查,结果显示,约 79% 的重症患者的生活和日常活动均受到银屑病的影响,其最常见的症状包括脱屑、瘙痒和灼热。由于对这些症状的控制不足,身体、社会和心理功能及生活质量(health-related quality of life, HRQL)会受到影响。例如,病变的物理外观会导致患者压力和尴尬,并对情绪方面和正常功能产生不良影响。调查显示,超过 10% 的银屑病患者有自杀念头(年轻患者更甚),而普通内科患者该比例仅为 3%;上述调查结果显示,银屑病治疗实践中存在重大的医疗需求。依法利珠单抗(efalizumab)是人类单克隆免疫球蛋白 G_1 (IgG_1)抗体,能够靶向作用于 T 细胞,干扰银屑病发病的生理机制。本研究旨在通过一项随机临床试验,并检测一系列客观指标,评价依法利珠单抗对中重度银屑病患者皮肤病相关的 HRQL、临床疗效、患者自我感觉等方面的改善情况。

一、确定研究目的

评价依法利珠单抗治疗中重度银屑病的有效性及安全性。

二、确定研究对象

纳入标准:

(1)年龄 18~75 岁。

(2)银屑病至少 6 个月的病程,且至少 10% 的体表面积受累。

(3)筛选期银屑病面积和严重指数(psoriasis area and severity index,PASI)≥12 分。

(4)考虑采用系统治疗的患者。

排除标准:

(1)受试者仅接受依法利珠单抗单一疗法,有任何其他光线疗法或系统治疗者需剔除。

(2)受试者可以任意时期主动退出或被要求退出试验。所有研究中心伦理委员同意试验。受试者签署知情同意书。

三、研究设计

多中心、随机、双盲、安慰剂平行对照Ⅲ期临床试验。

四、分组方法

受试者被随机分组至试验组和对照组。

试验组接受为期 12 周的皮下依法利珠单抗治疗,剂量为 1 mg/kg;对照组接受同等剂量安慰剂治疗。

五、随机方案

随机数由基因技术(Genentech)公司统计师在盲态下产生。申办方将随机数发送给交互式语音应答系统。研究中心通过该系统进行随机化分组。随机分组方法为分层区组随机。分层因素有基线 PASI 得分(≤16.0 *vs.* ≥16.1)、既往银屑病治疗史(有 *vs.* 无)、研究中心。受试者先接受初始剂量 1 mg/kg、为期 11 周的治疗,再接受剂量 0.7 mg/kg、为期 1 周的治疗。12 周后,所有受试者分别进入长期的开放性拓展研究。允许受试者头部使用焦油或水杨酸制剂;允许面部、手足、腹股沟、叶腋部位使低效局部类固醇制剂。受试者、研究者、申办方、CRO 盲法参与实验,直至完成所有数据分析。

六、评价指标

本研究中涉及以下疗效指标,主、次要指标依据以下指标进行定义。

(一)第 I 类:研究者评估的指标

银屑病面积和严重指数(psoriasis area and severity index,PASI):评估 4 个体表面积(头、躯体、上下肢);皮肤斑块、鳞化、增厚的程度;PASI 评分用于衡量体表银屑病的严重程度,取值范围 0~72。PASI

分值越大,疾病越严重。

总体病灶严重度(overall lesion severity scale,OLS):根据斑块、鳞化红肿的程度,定义 6 分类:清除、极低、少量、中度、严重、极重。

医生总体评价(physician's global assessment,PGA):医生综合所有临床指标、症状相关基线变化,总体评价受试者的治疗效果。医生可以利用所有可获得的信息进行疗效评价,包括:所观察到的受试者的主观信息、基线检查时的影像学资料。

PGA 分为 7 类:加重、稳定、轻微好转、一般好转、明显好转、几乎痊愈、痊愈。

(二)第 II 类:受试者自报的指标

皮肤病生活质量指数(dermatology life quality index,DLQI):有 10 个条目被受试者用来自评:瘙痒、疼痛、难堪、自我感觉;疾病治疗存在的问题,疾病对日常活动、交际及性生活的影响;DLQI 取值范围 0~30。DLQI 取值越大,疾病越严重。

银屑病症状评估(psoriasis symptom assessment,PSA):用 16 个条目测量 8 个银屑病的皮肤症状,包括:损伤、烧灼痛、瘙痒、怕水、炎症、敏感、皮下出血、鳞化。PSA 包含两个维度,一个衡量上述症状出现的频率;另一个衡量上述症状影响日常生活的严重程度。

(1)主要疗效指标:服药 12 周后,各组 PASI 得分较基线至少改善 75% 的比例,记作 PASI-75。该指标是目前临床认可的标准评价指标。试验过程中每 2 周进行一次评价。

(2)次要疗效指标:包含 OLS、PCA、PASI 相对基线值改善至少 50% 的比例(PASI-50)、试验期间 PASI 发生改善的受试者比例、PSAI 增厚维度的得分、PSA 受累的比例。

服药后 12 周时,DLQI 平均改善的程度(变化率)、瘙痒的视觉模拟评分(visual analogue scale,VAS)、PSA 的两个维度(症状出现频率,症状影响日常生活的严重程度)。

受试者自报指标(DLQI 瘙痒 VAS、PSA)在基线,服药 4 周、8 周、12 周时进行评价。

(3)安全性评价指标:依法利珠单抗的安全性和耐受性通过不良事件、生命体征、体格检查、实验室指标、抗人血清抗体等指标进行评价。采用标准化的方法每周一次评价不良事件。

七、样本量估计

基于药物安全性评价的考虑,计算样本量。设依法利珠单抗组、安慰剂对照组 PASI-75 响应率分别为 25%、5%;样本量之比为 2:1。双侧检验水准 α=5%,把握度 99%。通过 nQuery Advisor 软件 4.0 (Statistical Solutions,Saugus,Mass),根据 Fisher 确切概率法估计依法利珠单抗组样本量 333 例,安慰剂对照组样本量 167 例。

八、主要统计分析方法

对主、次要指标的分析,采用意向性分析原则,纳入所有随机化分组的受试者,无论是否采用规定的药物或完成规定的疗程。受试者所在组别即随机化分配应至的组别。对安全性分析,按受试者实际处理人群进行分析。

主要指标组间比较采用 Fisher 确切概率法,P 值取双侧。检验水准 5%。确切概率法计算各组 PASI-75 的 95% 可信区间及组间 PASI-75 之差的 95% 可信区间。提前退出试验或第 12 周 PASI 未评价者,定义为 PASI-75 无应答。

两分类的次要指标(第 12 周 OLS 极低或清除的比例、PASI-50 的比例、PGA 几乎痊愈或痊愈的比例)组间比较也采用 Fisher 确切概率法;定量资料的次要指标(第 12 周 PASI 厚度评分的变化值、PSA 的变化率)采用双侧 t 检验;按访视点分别对 PASI 评分及变化率采用双侧 t 检验;采用序贯检验过程判断最早出现组间有统计学意义差别的访视点。因该法不会导致一类错误膨胀,所以不进行多重比较(multiple comparison)校正。为控制所有其他次要指标假设检验的总Ⅰ类错误在5%的水平,采用Hochberg-Bonferroni法校正多重比较。按校正后P值判断次要指标是否有统计学意义。

第12周DLQI的变化率、PSA的两个维度的组间比较采用威尔科克森(Wilcoxon)秩和检验。第12周组间VAS比较采用t检验。按访视点分别比较组间受试者自报指标,采用序贯检验过程。

九、结果

(1)研究流程:2002年1~7月,30家研究中心共随机化入组556例受试者,369例受试者入试验组、187例受试者入对照组。

两组未完成试验的比例分别为6.5%、6.4%,主要原因分别是主动退出、失访、不良事件、违背方案的治疗、研究者剔除试验。417例(75%)受试者完成12周所有的访视。

(2)主要结果

1)人口学特征:两组人口学特征、基线值、疾病严重程度在组间差异无统计学意义。

2)有效性评价:研究者评估指标,第12周试验组、对照组的PASI-75分别为27%(98/369)、4%(8/187),$P<0.001$。药物的干预效应为22.3%,95%可信区间为15.8%~29.5%。第12周试验组、对照组的PASI-50分别为59%(216/369)、14%(26/187),$P<0.001$。两组第12周PASI改善的比例分别为52%、19%。

两组OLS极低或清除的比例分别为26%、3%,$P<0.001$。PCA几乎痊愈或痊愈的比例分别为33%、5%,$P<0.001$。

受试者自报指标:第12周,两组DLQI变化率分别为47%、14%($P<0.001$)。第28天时,试验组DLQI得分高于试验组,$P<0.001$。DLQI两个维度指标在组间存在明显的统计学趋势。按第12周PASI变化率分层分析,试验组达到PASI-50者DLQI改善最大。

第12周时,剔除基线VAS得分为0的受试者(试验组9例、对照组3例),试验组瘙痒的VAS得分平均改善38%,而对照组则平均加重0.2%,$P<0.001$。两组在第一次访视点出现有统计学意义的差异($P<0.001$)。

PSA的症状频率维度改善的变化率在两组间分别是48%、18%,$P<0.001$;症状严重维度改善的变化率在两组间分别是47%、17%,$P<0.001$。两组在第一次访视点出现有统计学意义的差异,$P<0.001$。

3)安全性评价:受试者对依法利珠单抗的耐受性较好。5种类型的不良事件(头痛、寒战、发热、肌痛、疼痛)试验组发生率高于对照组至少5%。此类不良事件类似于前1~2次注射依法利珠单抗后出现的类似流感样症状。

严重不良事件较为罕见。试验组2%(9/368),对照组1%(1/187);试验期间无死亡病例;14例病例[试验组12例(3%)、对照组2例(1%)]因不良事件退出试验。

十、主要结论

依法利珠单抗能够有效治疗中重度银屑病。该药已被美国FDA批准上市(STN BL 125075/0)。

第八章授课PPT

第九章
聚类分析和判别分析

人们认识自然界很重要的一种方法是对事物进行分类,当观察指标较少时,主要靠经验和专业知识来进行分类,但当观察指标较多时,只凭经验和专业知识有时不能确切分类,于是分类的科学方法逐渐被引进到分类学中,发展成为现在的聚类分析方法。在医学诊断中,医生对疾病的诊断是从多种临床表现及实验室检查结果进行比较和识别得出的,这在统计学中称为判别分析。本章介绍在医药中应用较多聚类分析和判别分析方法,重点介绍这些方法的基本原理与实际应用。

第一节　聚　类　分　析

人们认识自然界很重要的一种方法是对事物进行分类,有了分类才有了科学,当观察指标较少时,主要靠经验和专业知识来进行分类,但当观察指标较多时,只凭经验和专业知识有时不能确切分类,于是数学与分类的方法逐渐被引进到分类学中,聚类分析是研究"物以类聚"的一种统计方法,也称集群分析、群分析、点群分析等。它是对一群尚无明确分类的样品,根据它们所表现的数量特征,按相似程度的大小加以归类。虽然已有十几年的历史,仍很不完善,在理论和方法上都还不十分成熟,有待进一步发展和完善,但由于它能解决许多实际问题,引起人们极大的兴趣。

聚类分析是将样品或变量进行分类的多元统计分析方法。其功能是建立一种分类方法,它将一批样品或变量,按照它们在性质上的亲疏、相似程度进行分类。聚类分析按照分组方法论基础的不同,可分为系统聚类、动态聚类、模糊聚类、图论聚类、聚类预报等多种聚类方法。

按照分析对象不同,聚类分析可以分为 R 型和 Q 型两大类。R 型聚类分析法是对变量进行的分类处理,Q 型聚类分析法是对样品进行的分类处理。Q 型聚类分析法的主要目的是对样品进行分类处理,以揭示样品之间的亲疏程度。该方法分类的结果是直观的,且比传统定性分类更细致、更全面、更合理。当然,对任何观测数据都不会存在唯一"正确"的分类方法,不同的分类方法会得到不同的结果。实际应用中,常常采用不同的分类方法对数据进行分析计算,并根据实际研究问题,判断合理的分类。

一、聚类统计量

在进行聚类分析时,度量样品间的亲疏程度的距离量和相似量都需要有一个衡量指标,称这样的衡量指标为聚类统计量,常用的统计量有以下两种。

(一) 距离系数

距离系数是将每一个样品看成 m 维空间的点,并在空间定义某种距离,距离较近的点归为一类,距离较远的点应属于不同一类,距离的定义方式有各种各样。最常见最直观的距离有以下 5 种。

绝对值距离:
$$d_{ij} = \sum_{l=1}^{m} | x_{il} - x_{jl} |$$

欧几里得距离：
$$d_{ij} = \sqrt{\sum_{l=1}^{m} (x_{il} - x_{jl})^2}$$

欧几里得平方距离：
$$d_{ij} = \sum_{l=1}^{m} (x_{il} - x_{jl})^2$$

兰氏距离：当全部数据大于零时，兰氏距离为

$$d_{ij} = \sum_{k=1}^{p} \frac{|x_{ik} - x_{jk}|}{x_{ik} + x_{jk}} \quad (i, j = 1, 2, \cdots, n)$$

马哈拉诺比斯(Mahalanobis)距离：

$$d_{ij} = (x_{(i)} - x_{(j)})^{\mathrm{T}} S (x_{(i)} - x_{(j)})$$

这里，$x_{(i)} = (x_{i1}, x_{i2}, \cdots, x_{ip})^{\mathrm{T}}$，$S$ 为样本协方差矩阵。

距离系数的定义直观，容易理解和计算，在实际中应用很广。一般常用于样品的聚类，即 Q 型聚类。

距离系数的缺陷是只考虑了样品之间的距离，没有考虑指标之间的相关性。

（二）相似系数

用某种相似关系来描述样品之间的相关程度，相似关系越近的样品归为一类，不怎么相似的样品归为不同一类。

常用的相似系数有夹角余弦和相关系数。

（1）夹角余弦：它是受空间解析几何中向量的启发，它的定义是

$$C_{ij}(l) = \frac{\sum_{k=1}^{n} x_{ki} x_{kj}}{\sqrt{\left(\sum_{k=1}^{n} x_{ki}\right)^2 \left(\sum_{k=1}^{n} x_{kj}\right)^2}}$$

它是向量 $(x_{1i}, x_{2i}, \cdots, x_{ni})$ 和 $(x_{1j}, x_{2j}, \cdots, x_{nj})$ 之间的夹角余弦，记为 $\cos\theta$。

（2）相关系数：是相关分析中经常使用的，实际是将数据标准化后的夹角余弦，定义是

$$r_{ij} = \frac{\sum_{k=1}^{n} (x_{ki} - \bar{x}_i)(x_{kj} - \bar{x}_j)}{\sqrt{\left[\sum_{k=1}^{n} (x_{ki} - \bar{x}_i)^2\right]\left[\sum_{k=1}^{n} (x_{kj} - \bar{x}_j)^2\right]}}$$

相似系数的取值为[-1, 1]，相似系数的绝对值越大，表明指标之间的关系越密切；值越小，表明指标之间的关系越疏远。在实际应用中，一般常用于指标的聚类，即 R 型聚类。

二、数据标准化

聚类统计量的取值大小与各观察指标的量纲有关，当各观察指标计量单位相差较大时，为消除计量单位对计算结果的影响，在进行聚类分析之前，一般要对数据进行标准化。常用的数据处理包括以下 4 种。

（一）中心化变换

$$x'_{ij} = x_{ij} - \bar{x}_j$$

式中，$\bar{x}_j = \dfrac{1}{m} \sum_{i=1}^{m} x_{ij}$。

进行中心化变换的数据特点：其每列数据之和及均值为 0，而协差阵不变。

（二）标准差标准化

$$x'_{ij} = \frac{x_{ij} - \bar{x}_j}{s_j}$$

式中，$\bar{x}_j = \dfrac{1}{m}\sum_{i=1}^{m} x_{ij}$，$s_j = \sqrt{\dfrac{\sum_{i=1}^{m}(x_{ij} - \bar{x}_j)^2}{m-1}}$。

进行标准化变换后的数据特点：每列数据之和及均值为 0，方差为 1。因此，标准化消除了量纲的影响。

（三）规格化变换（极差规格变换）

$$x^*_{ij} = \frac{x_{ij} - \min\limits_{1 \leqslant i \leqslant n} x_{ij}}{R_i} \quad (i = 1, 2, \cdots, p)$$

规格化变换实际是从观测数据矩阵的每一个变量中找出其最大值和最小值，两者之差为极差，然后从每一个原始数据中减去该变量中的最小值，再除以极差就得到规格化数据。进行了规格化变换后的数据特点是，每列的最大值为 1，最小值为 0，其余数据取值在 0 和 1 之间。因此，规格化变换后的数据也是无量纲的量。

（四）对数变换

$$x^*_{ij} = \lg(x_{ij}) \quad (i = 1, 2, \cdots, p)$$

对数变换后的数据特点是，可将具有指数特征的数据结构化为线性数据结构。

此外，还有极差标准化变换、平方根变换、立方根变换等。极差标准化变换和规格化变换类似，它是把每个变量的样本极差皆化为 1，排除量纲的干扰。立方根变换和平方根变换的主要作用是把非线性数据结构变为线性数据结构，以适应某些统计方法的需要。

三、聚类方法

聚类分析按其分类方法又分为系统聚类法、动态聚类法等。本节介绍较常用的系统聚类法（阶梯聚类法 hierarchical clustering）、动态聚类法（快速聚类法或 K-均值聚类法），其他聚类方法见有关参考资料。

（一）系统聚类法

系统聚类法亦称为阶梯聚类法，是聚类分析诸方法中用得最多的一种。

1. 基本思想　先将 n 个样品各自作为一类，并规定样品之间的距离（或相关系数）和类与类之间的距离，然后将距离（或相关系数）最近（或相关系数最大）的两类合并成一个新类，计算新类与其他类的距离；如此继续两个最近类的合并，直至所有的样品合并为一类为止，形成一个分类系统。将整个聚类过程做成聚类图，最后按聚类的实际情况选择适当的分类。系统聚类既可以用于 Q 型聚类，也可以用于 R 型聚类。

2. 归类规则

（1）若两个样品在已经形成的类中没有出现过，则成立一个新类。

（2）若两个样品有一个在已经形成的类中出现过，则另一个样品加入该类。

（3）若两个样品分别出现在已经形成的两类中，则把这两类合并为一个大类。

（4）所有的样品合并为一类，归类终止。

例9-1　某小学10名9岁男生6个项目的智力测验得分见表9-1,试用聚类分析方法对这10名小学生按智力状况进行分类。

表9-1　某小学10名9岁男生6个项目的智力测验数据

编号	常识A	算术B	理解C	填图D	积木E	译码F
1	14	13	28	14	22	39
2	10	14	15	14	34	35
3	11	12	19	13	24	39
4	7	7	7	9	20	23
5	13	12	24	12	26	38
6	19	14	22	16	23	37
7	20	16	26	21	38	69
8	9	10	14	9	31	46
9	9	8	15	13	14	46
10	9	9	12	10	23	46

解　本例是对样品进行聚类的问题,用系统聚类法进行聚类。采用欧氏距离作为统计量,类与类之间的距离为最短距离。由于各项测验量纲一致,无须数据标准化。

将各个学生看成单独类,计算欧氏距离,计算出各个学生之间的距离列于表9-2。

表9-2　各个学生的欧氏距离数据

编号	1	2	3	4	5	6	7	8	9
2	18.60								
3	9.80	11.75							
4	28.48	22.07	21.75						
5	6.25	13.08	5.92	24.90					
6	8.43	16.09	9.54	25.92	8.37				
7	35.41	38.03	36.14	56.52	35.43	35.99			
8	19.26	13.15	12.12	26.68	14.76	19.34	31.98		
9	18.25	23.64	13.60	25.50	17.94	18.87	38.41	17.61	
10	19.05	17.12	11.00	23.92	15.68	18.49	35.23	8.37	10.00

表9-2列出的最短距离是5.92,即合并类3,类5为新类G{3,5},再计算新组成类的欧氏距离,列于表9-3。

表 9-3　新九类的欧氏距离数据

编号	1	2	G{3, 5}	4	6	7	8	9
2	18.60							
G{3, 5}	6.25	11.75						
4	28.48	22.07	21.75					
6	8.43	16.09	8.37	25.92				
7	35.41	38.03	35.43	56.52	35.99			
8	19.26	13.15	12.12	26.68	19.34	31.98		
9	18.25	23.64	13.60	25.50	18.87	38.41	17.61	
10	19.05	17.12	11.00	23.92	18.49	35.23	8.37	10.00

表 9-3 列出的最短距离是 6.25,即将类 1 合并到类 G{3, 5},组成新类 G{1, 3, 5},再计算新组成 8 个类的欧氏距离,列于表 9-4。

表 9-4　新八类的欧氏距离数据

编号	G{1, 3, 5}	2	4	6	7	8	9
2	11.75						
4	21.75	22.07					
6	8.43	16.09	25.92				
7	35.41	38.03	56.52	35.99			
8	12.12	13.15	26.68	19.34	31.98		
9	13.60	23.64	25.50	18.87	38.41	17.61	
10	11.00	17.12	23.92	18.49	35.23	8.37	10.00

表 9-4 列出的最短距离是 8.37,即将类 8 类 10 合并到新类 G{8, 10},再计算新组成 7 个类的欧氏距离,列于表 9-5。

表 9-5　新七类的欧氏距离数据

编号	G{1, 3, 5}	2	4	6	7	G{8, 10}
2	11.75					
4	21.75	22.07				
6	8.37	16.09	25.92			
7	35.41	38.03	56.52	35.99		

续 表

编号	G{1, 3, 5}	2	4	6	7	G{8, 10}
G{8, 10}	11.00	13.15	23.92	18.49	31.98	
9	13.60	23.64	25.50	18.87	38.41	10.00

表9-5列出的最短距离是8.37,即将类6合并到类G{1, 3, 5},组成新类G{1, 3, 5, 6},再计算新组成6个类的欧氏距离,列于表9-6。

表9-6 新六类的欧氏距离数据

编号	G{1, 3, 5, 6}	2	4	7	G{8, 10}
2	11.75				
4	21.75	22.07			
7	35.41	38.03	56.52		
G{8, 10}	11.00	13.15	23.92	31.98	
9	13.60	23.64	25.50	38.41	10.00

表9-6列出的最短距离是10.00,即将类9合并到类G{8, 10},组成新类G{8, 9, 10},再计算新组成5个类的欧氏距离,列于表9-7。

表9-7 新五类的欧氏距离数据

编号	G{1, 3, 5, 6}	2	4	7
2	11.75			
4	21.75	22.07		
7	35.41	38.03	56.52	
G{8, 9, 10}	11.00	13.15	23.92	31.98

表9-7列出的最短距离是11.00,即将类G{8, 9, 10},G{1, 3, 5, 6}合并到新类G{1, 3, 5, 6, 8, 9, 10},再计算新组成4个类的欧氏距离,列于表9-8。

表9-8 新四类的欧氏距离数据

编号	G{1, 3, 5, 6, 8, 9, 10}	2	4
2	11.75		
4	21.75	22.07	
7	31.98	38.03	56.52

表9-8列出的最短距离是11.75,即将类2,G{1, 3, 5, 6, 8, 9, 10}合并到新类G{1, 2, 3, 5, 6, 8, 9, 10},再计算新组成3个类的欧氏距离,列于表9-9。

表9-9   新三类的欧氏距离数据

编号	G{1, 2, 3, 5, 6, 8, 9, 10}	4
4	21.75	
7	31.98	56.52

表9-9列出的最短距离是21.75,即将类4,G{1, 2, 3, 5, 6, 8, 9, 10}合并到新类G{1, 2, 3, 4, 5, 6, 8, 9, 10},再计算新组成2个类的欧氏距离为31.98,合并成新类G{1, 2, 3, 4, 5, 6, 7, 8, 9, 10},所有的样品合并为一类,聚类终止。

用树枝图(dendrogram)[或称链接树(linkage tree)]来表示聚类的过程结果如图9-1。

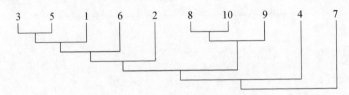

图9-1   10名学生智力水平聚类图

从图9-1可以看到,把这里10名男学生的智力分为三类似乎比较合理。结合测验数据:第一类为智力优异型,包括一个样品(样品7);第二类为智力发达型,包括8个样品(样品2, 1, 3, 5, 6, 8, 10, 9);第三类为智力欠发达型,包括一个样品(样品4)。

例9-2   四物汤是传统医学补血调血的代表方剂,由当归、熟地黄、川芎、白芍四味中药组成。临床上用于治疗各种血虚证患者。山东中医药大学袁久荣用乙酰苯肼和环磷酰胺造成小鼠血虚证模型,以各组动物的血红蛋白(HGB)、红细胞计数(RBC)、红细胞比容(HCT)、白细胞计数(WBC)及血小板计数(PLT)为主要指标,通过观察四物汤中4味药按不同排列组合:

正常对照组(N-C)。

模型对照组(M-C)。

四物汤全方(s-1)。

三味药:熟地黄、当归、川芎(s-2);熟地黄、当归、白芍(s-3);熟地黄、川芎、白芍(s-4);当归、川芎、白芍(s-5)。

两味药:熟地黄、当归(s-6);熟地黄、川芎(s-7);熟地黄、白芍(s-8);当归、川芎(s-9);当归、白芍(s-10);川芎、白芍(s-11)。

单味药:熟地黄(s-12);当归(s-13);川芎(s-14);白芍(s-15)。

构成的17实验组,按传统水煎15种配伍处方,将制得样本药物对此动物模型进行补血作用的实验考察,两对照组给予等量自来水。血常规检查数据见表9-10:

表9-10   血虚证模型小鼠血常规主要指标

[袁久荣,卢充伟,容蓉,等. 计算机辅助分析四物汤补血作用配伍机理的研究.中国实验方剂学杂志,2000, 6(1):36-39]

组　别	HGB(g/L)	RBC(10^{12}/L)	HCT	WBC(10^9/L)	PLT(10^{12}/L)
N-C	110.90	10.80	0.43	12.80	779.40
M-C	41.90	6.30	0.21	6.50	690.40

组　别	HGB(g/L)	RBC(10^{12}/L)	HCT	WBC(10^9/L)	PLT(10^{12}/L)
s－1	72.70	8.80	0.31	7.40	743.00
s－2	61.90	7.40	0.27	7.90	733.50
s－3	65.30	8.20	0.28	7.40	715.50
s－4	56.90	8.10	0.27	7.90	754.60
s－5	67.90	8.50	0.29	8.80	797.30
s－6	56.60	8.30	0.27	8.00	762.70
s－7	58.20	8.40	0.27	7.40	722.90
s－8	59.30	8.10	0.27	7.20	734.50
s－9	49.90	7.20	0.27	7.20	737.90
s－10	64.80	8.30	0.28	7.60	772.80
s－11	55.20	8.40	0.28	7.70	736.40
s－12	54.80	7.00	0.27	7.70	728.60
s－13	53.30	8.00	0.27	8.00	830.20
s－14	63.80	8.10	0.29	8.50	777.10
s－15	63.20	8.20	0.28	9.40	659.80

请结合聚类分析方法，探明四物汤不同组合处方补血作用的分类情况。

解　本例在聚类分析之前，由于血液的 6 项指标单位不一致，需要对原始数据进行标准化处理，采用标准差标准化方法，得到标准化数据表 9－11。

表 9－11　血虚证模型小鼠血常规标准化数据

组　别	HGB(g/L)	RBC(10^{12}/L)	HCT	WBC(10^9/L)	PLT(10^{12}/L)
N－C	3.36	2.86	3.45	3.40	0.84
M－C	－1.40	－1.95	－1.71	－1.14	－1.38
s－1	0.73	0.72	0.63	－0.49	－0.07
s－2	－0.02	－0.77	－0.30	－0.13	－0.30
s－3	0.22	0.08	－0.07	－0.49	－0.75
s－4	－0.36	－0.03	－0.30	－0.13	0.22
s－5	0.40	0.40	0.17	0.52	1.29
s－6	－0.38	0.19	－0.30	－0.06	0.43
s－7	－0.27	0.30	－0.30	－0.49	－0.57
s－8	－0.20	－0.03	－0.30	－0.64	－0.28

组　别	HGB(g/L)	RBC(10^{12}/L)	HCT	WBC(10^9/L)	PLT(10^{12}/L)
s－9	－0.84	－0.99	－0.30	－0.64	－0.19
s－10	0.18	0.19	－0.07	－0.35	0.68
s－11	－0.48	0.30	－0.07	－0.28	－0.23
s－12	－0.51	－1.20	－0.30	－0.28	－0.43
s－13	－0.61	－0.13	－0.30	－0.06	2.11
s－14	0.11	－0.03	0.17	0.30	0.79
s－15	0.07	0.08	－0.07	0.95	－2.15

用例9－1的计算方法和步骤完成归类,聚类图如图9－2。

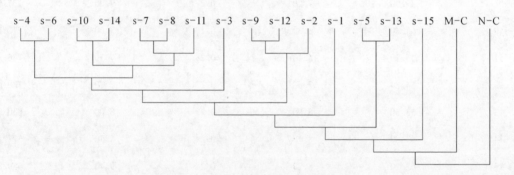

图9－2　四物汤不同组合处方聚类图

与正常组相比,模型组的多数指标有明显的下降,各用药组与模型组相比多数指标有不同程度的提高。由归类计算可知,当距离小于1.732时,拆方后所得的15种配伍组合分成四类。

(1) 四物汤全方(s－1)为一类。

(2) 单味药当归(s－13)与三味药当归、白芍、川芎(s－5)为二类。

(3) 单味药白芍(s－15)为三类。

(4) 其余各组为四类。

得到的结论是:模型组小鼠血 HGB、RBC、HCT、PLT 明显下降,说明造模效果明显;各样本处方不同程度地阻止上述指标的下降,但与正常组有显著差异;对此血虚证动物模型的补血作用四物汤全方最好,拆方所得的各种配伍组合均不及四物汤优,可见四物汤配伍是很有道理的;当归在方中起主要作用,白芍的作用较差;三味药配伍中,当归、白芍、川芎作用最好。

(二) 动态聚类法(K－均值聚类法)

前面介绍的系统聚类法,在聚类过程中需要计算距离矩阵,当样本容量很大或变量数很多的时候,距离矩阵的计算要占据很大的计算机内存空间并需要较长的计算时间。改进的办法就是先粗略地分一下类,然后再按某种规则进行修正,直到将样品分类分得比较合理为止,这就是动态聚类法的思想。动态聚类法也称逐步聚类或快速聚类法。

动态聚类法的计算,是首先按照一定的方法选取一批凝聚点,然后让样品向最近的凝聚点凝聚。这样由点凝聚成初始分类。初始分类不一定合理,然后按最近距离原则修改不合理的分类,直到分类比较合理为止,从而形成一个最终的分类结果。其聚类分析思路见逻辑框图9－3。

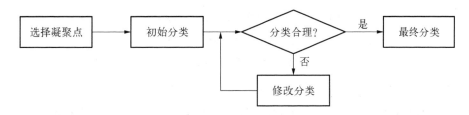

图 9-3 动态聚类逻辑框图

动态聚类法的步骤如下：

（1）指定聚类数目 k：一般根据经验与实际给出聚类数目，聚类数目不宜太大或太小。

（2）选择凝聚点：凝聚点是指一批被当作待形成类中心的代表性点。凝聚点的选择对分类结果有很大的影响。凝聚点是动态聚类的核心"种子"，初始凝聚点之间的距离尽可能大。凝聚点选择不同，最终分类结果也将有所不同。常用的凝聚点确定方法有：经验选择法、随机选择法、密度法。

（3）初始分类：选择凝聚点后，每个样品按与其距离最近的凝聚点归类。

（4）修改分类：计算初始分类的类重心（每类对应指标的平均数），以类重心作为新的凝聚点，再计算每一个样品至新凝聚点的距离，并将它划入最近凝聚点所属的类别。当所计算的重心与原来的凝聚点完全相同或小于事先约定的迭代次数，则过程终止。

例 9-3 从 21 个药厂抽了同类产品，每个产品测了两个指标，数据如表 9-12，试对各厂的质量情况进行分类。

表 9-12 不同药厂抽检同类产品的测定数据

指标	A1	A2	A3	A4	A5	A6	A7	A8	A9	A10
A	0	0	2	2	4	4	5	6	6	7
B	6	5	5	3	4	3	1	2	1	0

A11	A12	A13	A14	A15	A16	A17	A18	A19	A20	A21
-4	-2	-3	-3	-5	1	0	0	-1	-1	-3
3	2	2	0	2	1	-1	-2	-1	-3	-5

解 本例将 21 个药厂分为三类（好、中、差）比较符合实际情况，即 $k=3$。采用密度法选择初始凝聚点，计算各样本之间的最远欧氏距离是样本 A10 与样本 A15，距离值为 12.17，再计算其余 19 个样本与 A10，A15 两样本最远欧氏距离，样本 A21 距离最大，距离值为 11.40，故选择样本点与 A10、A15、A21 为初始凝聚点。

计算各样本点与 A10、A15、A21 的欧氏距离，按照凝聚点的最短距离归类原则，第一次得到下列分类。

$$G1 = \{A3, A4, A5, A6, A7, A8, A9, A10\}$$
$$G2 = \{A1, A2, A11, A12, A13, A14, A15\}$$
$$G3 = \{A17, A18, A19, A20, A21\}$$

A16 与 A10、A15 的距离相等，与 A21 的距离更远。A16 只能选择 G1 或 G2 归类，暂时将 A16 放入 G2，得初始分类。

$$G1 = \{A6，A3，A4，A5，A7，A8，A9，A10\}$$
$$G2 = \{A1，A2，A11，A12，A13，A14，A15，A16\}$$
$$G3 = \{A17，A18，A16，A19，A20，A21\}$$

类中各变量 a、b 观察值的均数，得到初始分类的类重心 z_1(4.5，2.38)、z_2(-2，2.63)和 z_3(-1，-2.4)作为新凝聚点，以 z_1、z_2、z_3 为新的凝聚点，修改分类，重新对 21 个样品分类。

$$G1 = \{A3，A4，A5，A6，A7，A8，A9，A10\}$$
$$G2 = \{A1，A2，A11，A12，A13，A14，A15，A16\}$$
$$G3 = \{A17，A18，A16，A19，A20，A21\}$$

再计算第二次归类的类重心 m_1(4.5，2.38)、m_2(-2，2.63)和 m_3(-1，-2.4)，与前面的类重心 z_1(4.5，2.38)、z_2(-2，2.63)和 z_3(-1，-2.4)重合，即两次的凝聚点相同，归类结束。分类结果见图 9-4。

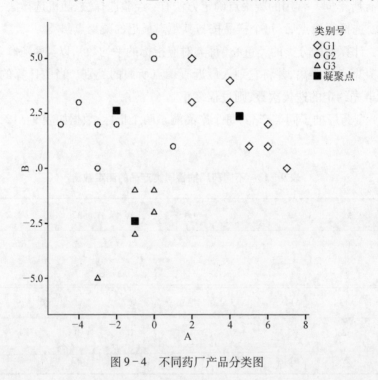

图 9-4　不同药厂产品分类图

动态聚类的优缺点

① 优点：由于事先指定了类别数，并且类别数远远小于样品数，聚类的速度明显快于系统聚类法。② 缺点是该方法的应用范围比较有限，只能对样品进行聚类，而不能对指标聚类，且要求研究者事先知道需要将样品分为多少类，所使用的观测指标必须是计量数据。

对同一组数据用不同的聚类方法，一般会得到不尽相同的分类结果，应该选择哪一种方法呢？应该把数据分成几类比较合适呢？这是实际应用中所关心的问题。这里介绍一些系统聚类方法的简单性质及判定分类个数的准则。

四、系统聚类法的性质

（1）单调性。设 D_k 是系统聚类法中第 k 次并类时的距离，如果 $D_1 \leqslant D_2 \leqslant \cdots \leqslant D_k \leqslant \cdots$，则称并类距

离具有单调性。并类距离具有单调性,符合系统聚类的基本思想,先并的类关系较近,后并的类关系较远。

(2) 空间扩张与收缩。若 A、B 表示两种不同的系统聚类方法,设 $D(A)$、$D(B)$ 为两个同阶的距离矩阵,如果 $D(A)$ 的每一个元素不小于 $D(B)$ 的相应元素,则记为 $D(A) \geqslant D(B)$,特别称为方法 A 比方法 B 使空间扩张,或者方法 B 比方法 A 使空间收缩。太收缩的聚类方法不够灵敏,但太扩张的方法也对分类不利,特别是样本容量大时容易失真。

五、谱系分类的确定

聚类分析中,类的个数如何确定是一个十分困难的问题,人们至今未能找到令人满意的方法,但这又是一个不可回避的问题。事实上,要对不同形式的类予以统一的定义,是比较困难的,“类”是一个模糊的概念,人们并不完全按照类的定义来确定类。对于如何分类,1972 年毕尔曼(Bemirmen)提出了根据研究的目的来确定适当的分类方法,并提出了一些根据谱系图来分类的准则。

准则 A:任何类都必须在邻近的各类中是突出的,即各类重心之间的距离必须很大。

准则 B:确定的类中,各类所包含的元素都不要过分得多。

准则 C:分类的数目必须符合实用目的。

准则 D:若采用几种不同的聚类方法处理,则在各自的聚类图中应发现相同的类。

应当指出,关于类个数的确定,没有一个绝对的标准。也就是说,对任何观测数据都没有唯一正确的分类方法。在应用时要结合实际问题选择比较合理的分类数。

第二节 判 别 分 析

判别分析(discriminant analysis)是判别个体所属类别的一种多元统计分析方法,在医药学领域中,经常要对某一研究对象的归属作出判断。例如,根据患者的各种症状判别其患的是哪一种疾病;根据患者的各种症状的严重程度预测患者的预后;根据心电图各种波形特点识别心脏病等。抛开具体的研究领域,判别分析可描述为:已知研究对象分成若干类的情况下,确定新的样品属于哪一类的多元统计方法。

在判别分析中,因判别准则的不同,又有不同判别分析法。常用的有距离判别法、Fisher 判别法、Bayes 判别法、似然判别法、二次型判别法、离散变量判别法等。本节介绍 Fisher 判别法和 Bayes 判别法,为了消除各变量数据计量单位对计算误差的影响,判别分析均采用马哈拉诺比斯距离(简称马氏距离)作为距离判据,马氏距离与各变量的量纲选择无关。

一、判别分析的一般步骤

判别分析的步骤可用诊断疾病为例说明如下:

(1) 收集一批已确诊有 G 类疾病的患者(或健康人与患者)的各种特征(与疾病诊断有关的症状、体征、化验结果及年龄、性别等)资料为自变量($X_1, X_2, \cdots, X_m$),以诊断结果为因变量($Y_1, Y_2, \cdots, Y_G$)。

(2) 按照某一判别准则 f,求得 G 个线性(或非线性)判别式(判别函数)。

(3) 对判别式作回代考核,评价判别效果。并对判别函数进行可靠性检验。

(4) 将待判别患者的各种特征值代入判别式,根据计算各类判别函数所得的值 $Y_k(k = 1, 2, \cdots, G)$ 值即可判断其患何种疾病。

判别分析和前面的聚类分析有什么不同呢? 在聚类分析中一般事先并不知道或一定要明确应该分成几类,完全根据数据来确定。而在判别分析中,有一个已经明确知道类别的“训练样本”,利用这个数据,就可以建立判别准则,并通过预测变量来对未知类别的观测值进行判别。

二、费希尔准则下的判别分析方法

费希尔(Fisher)判别法是 1936 年提出来的,该方法对总体分布未提出特定的要求,但其判别式导出的过程隐含了各类协差阵相等的假定。利用 Fisher 判别思想导出的判别函数可以是线性的,也可以是非线性的。由于线性判别函数在实际应用中很方便,这里仅讨论线性的情况。

Fisher 判别法的基本思想是投影(降维)。将 k 类 p 维数据投影到某个方向(p 维变量的线性组合形成的判别函数),使得投影后类与类之间尽可能分开,即要求判别函数值类间的差异尽可能的大,而类内差异尽可能的小,即类间的方差与类内的方差之比达到最大。

下面以两类判别为例,说明 Fisher 判别法的原理。

(一) 建立训练样本集

设有 A、B 两类分别含 n_1、n_2 个样品,各测得 m 个指标值,其观察值如表 9-13。

表 9-13　不同类别的训练集样本数据

A 类					B 类				
编号	X_1	X_2	...	X_m	编号	X_1	X_2	...	X_m
1	X_{11A}	X_{12A}	...	X_{1mA}	1	X_{11B}	X_{12B}	...	X_{1mB}
2	X_{21A}	X_{22A}	...	X_{2mA}	2	X_{21B}	X_{22B}	...	X_{2mB}
⋮	⋮	⋮	⋮	⋮	⋮	⋮	⋮	⋮	⋮
n_1	X_{n_11A}	X_{n_12A}	...	X_{n_1mA}	n_2	X_{n_21B}	X_{n_22B}	...	X_{n_2mB}
均值	X_{1A}	X_{2A}	...	X_{mA}	均值	X_{1B}	X_{2B}	...	X_{mB}

(二) 建立一个判别函数

$$Y = C_0 + C_1 X_1 + C_2 X_2 + \cdots + C_m X_m$$

其中,矩阵 $X = (X_1, X_2, \cdots, X_m)$, $C' = (C_1, C_2, \cdots, C_m)'$。

决定参数 $C_1, C_2, \cdots, C_m$ 的原则有两个,一为应使 A、B 两类的 Y 值有最大的差别,即应使 $\bar{Y}(A) - \bar{Y}(B)$ 达到最大,也即 $[\bar{Y}(A) - \bar{Y}(B)]^2$ 最大,另一原则为应使同类之间的差异尽可能小。

A 类中 Y 值间的差异可用 $\dfrac{1}{n_1} \sum\limits_{i=1}^{n_1} [y_i(A) - \bar{Y}(A)]^2$ 来量度。

B 类中 Y 值间的差异可用 $\dfrac{1}{n_2} \sum\limits_{i=1}^{n_2} [y_i(B) - \bar{Y}(B)]^2$ 来量度。

也即应使 $\dfrac{1}{n_1} \sum\limits_{i=1}^{n_1} [y_i(A) - \bar{Y}(A)]^2 + \dfrac{1}{n_2} \sum\limits_{i=1}^{n_2} [y_i(B) - \bar{Y}(B)]^2$ 最小,综合两个原则,$C_1, C_2, \cdots, C_m$ 的选择,应使

$$I = \frac{[\bar{Y}(A) - \bar{Y}(B)]^2}{\dfrac{1}{n_1} \sum\limits_{i=1}^{n_1} [y_i(A) - \bar{Y}(A)]^2 + \dfrac{1}{n_1} \sum\limits_{i=1}^{n_1} [y_i(A) - \bar{Y}(A)]^2}$$

达最大。由于 I 是 Y 的函数,Y 又是 $C_1, C_2, \cdots, C_m$ 的函数,I 的极大值可据多元函数求极值,可求得

C_0，C_1，C_2，…，C_m。

由此得到判别函数的具体表达式 $Y = C_0 + C_1 X_1 + C_2 X_2 + \cdots + C_m X_m$。

当已知的分类 G 超过两类时，判别函数的个数 p 可能不止一个，p 的取值决定于各个判别函数的累积判别贡献率的大小。一般而言，判别函数的个数 p 是矩阵 $A^{-1}B$ 的非零特征根的个数。

（三）检验判别函数的可靠性

首先，要对两总体的均值差异性进行检验。当两总体靠得比较近时，即两总体的均值差异较小时，无论用何种判别法，错判的概率都比较大，这时，判别分析也是没有意义的。因此，只有当两个总体的均值有显著差异时，进行判别分析才有意义。

仍以 $p = 1$ 的特例进行说明（图 9-5）：若样品 x 来自 G_A，但却落入 D_B，则会被错判为 G_B 组，错判的概率为图 9-5 中阴影部分的面积，记为 $P(B|A)$；类似有 $P(A|B)$（图 9-5 阴影部分的面积）。

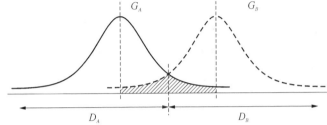

图 9-5　两个总体的判别分类图

另外，由于判别分析是假设样品取自不同总体，如果两个总体的均值向量统计上差异不显著，则进行判别分析意义不大。所以，两组判别分析的检验，实际就是要检验两个正态总体的均值向量是否相等，为此，检验的统计量 F，若 $F > F_\alpha$，则否定原假设，认为两个总体的均值向量在统计上差异显著，否则两个总体的均值向量在统计上差异不显著。

（四）判别准则

有了判别函数之后，最后要做的事情就是利用 X_1，X_2，…，X_m 提供的信息，根据判别函数 Y 值的大小来确定样品应属于 A 类还是属于 B 类。如何对样品进行分类？Fisher 判别法本身并未给出最合适的分类法，但可以按照距离近的原则对样品的线性组合 y 进行归类。在实际工作中可以选用下列分类法分类。

平均阈值：令

$$Y_c = \frac{\bar{y}_A + \bar{y}_B}{2}$$

当 $\bar{y}_x > Y_c$ 时，x 归为 A 类，当 $\bar{y}_x < Y_c$ 时，x 归为 B 类。

加权平均阈值：令

$$Y_c = \frac{n_A \bar{y}_A + n_B \bar{y}_B}{n_A + n_B}$$

当 $\bar{y}_x > Y_c$ 时，x 归为 A 类，当 $\bar{y}_x < Y_c$ 时，x 归为 B 类。

Fisher 判别函数本身并没有确定分界点的规定。因此使用者需根据实际情况选择判别分类规则。最简单的办法就是离哪个中心距离最近，就属于哪一类。检验判别函数的实际判别分类效果主要有 3 种：回代检验、交叉检验、刀切法检验。

（五）判别分析的基本条件

每一个判别变量（解释变量）不能是其他判别变量的线性组合。若一个判别变量与另外的判别变量高度相关，虽然能求解，但参数估计的误差将很大，以至于参数估计统计上不显著，这就是说，要避免多重共线性问题。

各组变量的协方差矩阵相等。在各组协方差矩阵相等的假设条件下，可以使用最简单和最常用线性函数作为判别函数并进行显著性检验。

各组变量的均值有显著差异时,进行判别分析才有意义。

例9-4 为研究舒张压与血浆胆固醇对冠心病的作用,测定了50~59岁女工冠心病患者15例和正常人16例的舒张压(X_1)和血浆胆固醇(X_2)结果如表9-14。

表9-14 冠心病患者与正常人舒张压及血浆胆固醇数据

n	第Ⅰ类(冠心病患者)		n	第Ⅱ类(正常人)	
	舒张压(kPa)	血浆胆固醇(mmol/L)		舒张压(kPa)	血浆胆固醇(mmol/L)
1	9.86	5.18	1	10.66	2.07
2	13.33	3.73	2	12.53	4.45
3	14.66	3.89	3	13.33	3.06
4	9.33	7.10	4	9.33	3.94
5	12.80	5.49	5	10.66	4.45
6	10.66	4.09	6	10.66	4.92
7	10.66	4.45	7	9.33	3.68
8	13.33	3.63	8	10.66	2.77
9	13.33	5.96	9	10.66	3.21
10	14.66	5.70	10	10.66	5.02
11	12.00	6.19	11	10.40	3.94
12	14.66	4.01	12	9.33	4.92
13	13.33	4.01	13	10.66	2.69
14	12.80	3.63	14	10.66	2.43
15	13.33	5.96	15	11.20	3.42
			16	9.33	3.63

试用 Fisher 准则建立判别函数。对判别函数进行回代,列出判别效果。若有一位来医院就诊患者,经检查舒张压=14.78,血浆胆固醇=5.92,试判断该患者是否患有冠心病?

解 利用上述资料可制订出一个判别标准,以诊断一名新患者是否有冠心病。用SPSS统计软件作判别分析,由表9-14资料得到

表9-15 组均值的均等性的检验

	Wilks 的 Lambda	F	f_1	f_2	显著性(Sig.)
舒张压	0.668	14.381	1	29	0.001
胆固醇	0.732	10.633	1	29	0.003

表9-15是描述各组均值是否相等的检验。显著性(Sig.)一列可以看出,在5%的显著性水平上,可以认为变量舒张压,胆固醇在两组中都表现出显著的差异性,即拒绝了舒张压、胆固醇在两组组中均值相等的假定,这为将全部变量引入判别分析提供了初步的理由。

表 9-16　特征值及解释方差比例

函　数	特征值	方差的%	累积%	正则相关性
1	1.194[a]	100.0	100.0	.738

表 9-16 给出 Fisher 判别分析的特征值和解释方差的比例。在分两组的情况下,最多存在一个非零特征值,判别函数解释了 100% 的方差。

表 9-17　特征值的 Wilk's 检验

函数检验	Wilk's 的 Lambda	卡方	f	显著性(Sig.)
1	0.456	21.999	2	.000

表 9-17 显示了对判别函数的显著性检验。检验结果显示,当显著性水平为 5%,这个判别函数是显著的。

线性判别函数为 $Y = -10.286 + 0.605X_1 + 0.774X_2$

将训练集的数据代入判别函数,可计算得每类样品的 Y 值,平均阈值分界点为 0.036,加权平均阈值分界点为 0.002 6,即当 $Y > 0.036$,或者 $Y > 0.002 6$ 时,均为冠心病患者。

将训练集的各样品代入判别函数,求出相应 Y,进行回顾性检验(表 9-18)。

表 9-18　训练集样本回顾性检验

判别函数分类	原分类		合　计
	冠心病患者	正常人	
冠心病患者	12	3	15
正常人	3	13	16

有 3 个样品(1,6,7)原为冠心病类,但被判为正常类。故冠心病类误判为正常类的占有 3/15 = 20%;有 2 个样品(2,3)正常类误判为冠心病类的占 3/16 = 19%。

冠心病类判别正确率为　12/15 = 80%

正常类判别正确率为　13/16 = 81.25%

总正确率为　　　　　26/31 = 83.87%

当然回顾性检验效果最佳,并不意味着前瞻性亦最佳。

有了上述判别函数后,如欲根据这两项指标对冠心病的诊断作出评价时,可将该患者的 X_1、X_2 值代入判别函数。Y 均大于 0.002 6 或 0.036,即该位就诊者为冠心病患者。诊断正确率为 80.6%。

三、贝叶斯准则下的判别分析方法

贝叶斯(Bayes)判别准则是以个体归属某的概率(或某类的判别函数值)最大或错分总平均损失最小为标准。

由于概率计算不方便,实际上还是对每一类建立一个判别函数式,然后按函数值的大小作类别归类。不论如何划分,总会发生错分现象,Bayes 判别法就是寻找错分损失尽可能小的划分法。

假定由任一类误判为另一类的损失相同,这种划分法相当于求得某一样品属于每一类的概率(后验率)后,那个具有最大后验概率的类别,就是所判定的类别(因为此时错分的可能性最小)。

设 A_1, A_2, $\cdots$, A_g 类中分别有 n_1, n_2, $\cdots$, n_g 个样品,各样品有 m 个观测指标,需区分的类别为 g,共有 $n = n_1 + n_2 + \cdots + n_g$ 个样品,欲求判别函数

$$\begin{cases} y(A_1) = C_0(A_1) + C_1(A_1)X_1 + C_2(A_1)X_2 + \cdots + C_m(A_1)X_m, \\ y(A_2) = C_0(A_2) + C_1(A_2)X_1 + C_2(A_2)X_2 + \cdots + C_m(A_2)X_m, \\ \cdots\cdots, \\ y(A_g) = C_0(A_g) + C_1(A_g)X_1 + C_2(A_g)X_2 + \cdots + C_m(A_g)X_m \end{cases}$$

使得该判别函数能根据指标 X_1, X_2, $\cdots$, X_m 之值代入,即可求得 $Y(A_1)$, $Y(A_2)$, $\cdots$, $Y(A_g)$,其中最大者设为 $Y(A_f)$,则判断该样品属于 A_f 类。

判别系数 C_0, C_1, $\cdots$, C_m 的通过协方差分析计算得到。

求得判别函数后,还须对它进行假设检验。此时的检验假设 H_0 为:各类来自同一总体,判别函数无意义。可用 F 检验。

例 9 - 5 医院工作效率和医疗质量的评定是医院管理的一个基本课题,常要寻求用少数几项指标对整个医院工作做出快速可靠的评定。某单位曾对工作质量好、中、差的三类医院的治愈率、病死率、治愈者平均住院天数、临床初步诊断符合率等 24 项指标作了调查,数据见表 9 - 19,现从中抽出质量优的(A 类)、差的(B 类)和工作质量中等(C 类)的医院共 30 个医院的 3 项指标: X_1 床位使用率,X_2 治愈率,X_3 诊断指数进行研究,欲由这 3 项指标建立判别函数。

$$Y = C_1X_1 + C_2X_2 + C_3X_3$$

用以判别医院工作质量高低。

表 9 - 19 两类医院的原始观察值

A 类				B 类				C 类			
编号	X_1	X_2	X_3	编号	X_1	X_2	X_3	编号	X_1	X_2	X_3
1	98.82	85.49	93.18	1	72.4	78.12	82.38	1	80.83	80.69	85.05
2	85.37	79.10	99.65	2	58.81	86.20	73.46	2	72.21	80.95	85.40
3	89.64	80.64	96.94	3	72.48	84.87	74.09	3	70.84	83.67	90.85
4	73.08	86.82	98.70	4	90.56	82.07	77.15	4	77.32	79.64	89.72
5	78.73	80.44	97.61	5	73.73	66.63	93.98	5	68.87	82.81	92.75
6	103.44	80.40	93.75	6	72.79	87.59	77.15	6	88.00	80.96	79.32
7	91.99	80.77	93.93	7	74.27	63.91	85.54	7	73.39	71.40	92.54
8	87.50	82.50	84.10	8	93.62	85.89	79.80	8	80.13	87.65	85.10
9	81.82	88.45	97.90	9	78.69	77.01	86.79	9	76.22	80.82	86.61
10	73.13	82.94	92.12					10	80.74	80.14	92.34
11	86.19	83.55	93.90								

解 根据 Bayes 判别法,计算得到判别函数

$$\begin{cases} y(A) = -769.788\,2 + 1.985\,6X_1 + 7.007\,6X_2 + 8.317\,5X_m, \\ y(B) = -620.013\,3 + 1.760\,9X_1 + 6.399\,9X_2 + 7.381\,7X_m, \\ y(C) = -684.016\,3 + 1.812\,22X_1 + 6.684\,7X_2 + 7.822\,6X_m \end{cases}$$

若另有一所医院,其三项指标的观测值分别为 $X_1 = 80.83$, $X_2 = 85.69$, $X_3 = 90.50$,如利用上述判别函数,可求得

$$Y(A) = 743.919\,4(优), \quad Y(B) = 738.772\,8(差), \quad Y(C) = 743.727\,0(中)$$

由于 $Y(A)$ 最大,故判定该所医院的工作质量为 A 类(即工作质量优)。与前面完全一样,最后要进行回顾性效果检验,得结果如表 9-20:

表 9-20 训练集样本回顾性检验

判别函数分类	原分类		
	A	B	C
A	9	1	0
B	2	8	3
C	1	1	6

Bayes 判别法需要一些假定条件:

第一,要知道观察指标的分布类型,并且各类相应指标之间的方差相等。

第二,要知道每一类的个体在总体内的比例,即所谓事前概率这可能据理论或经验确定之。但在实际中有时很难知道每一类在总体中的比例,而且这种比例往往随着条件而改变。例如,痢疾这种病在人群中的发病率随季节有很大差异,不同医院收治的病情、病型也可能不同,因此有时很难确定一个事前概率。这时往往用某一类的例数在总例中所占的比例作为事前概率的估计值。

第三,还要考虑如果对一个样品发生错判所造成的损失大小。往往把由错判所造成的损失相等,也就是说不考虑这一项。

四、应用判别分析解决实际问题的一般步骤

(一)选取分析样品(参考组)

判别分析首先需要足够多的已知类别的指标的原始资料。通常将已测得的原始资料称为参考组或训练样品。训练样品是判别分析的依据,其记录越完整,各指标的测定值越精确,原始样品越正确,因此所建立的判别函数就越有效,用于判别新样品的判别函数越可靠(任何数学方法都不能弥补不正确的原始资料的缺陷)。

(二)建立判别函数及判别分类

对所得的训练样品,用适当的方法求出判别函数,确定判别阈值,用以决定新样品的归属。

(三)判别效果的考核

判别函数求得后,必须对其判别效果进行考核,只有效果满意,才能实际用于判别分类,效果考核一般分为两种。

回顾性考核(回代或组内考核):将训练样品的各例逐一代入判别函数,观察其判别与分类是否一致。

前瞻性考核(组外考核):用一批已知和分类的新样品(不属于训练样品),代入判别函数,进行判别观察其效果如何。

(四)用判别函数指导对判断个体分类

若回顾性考核和前瞻性考核都符合预期,则可用判别函数计算未知分类的样品。

五、聚类分析和判别分析的作用

(1)聚类分析适用于对所研究的总体划分还不十分清楚的情况。用不同的聚类方法和聚类统计量可以聚得不同结果,因此在最后选择聚类方案时,必须结合专业知识进行。应用时,常聚得多个结果以供选择,从中找到合理的分类。

(2)聚类分析和判别分析有密切关系。判别分析要求事先知道各类总体情况,才能判断新样品的归属。当各类总体还不十分清楚时,可先用聚类分析进行聚类,建立判别函数,再对新样品进行判别。

(3)聚类分析和回归分析也有联系。在回归分析中,当自变量之间相关性太大时,回归效果就不好。另外,如何挑选有代表性且作用大的因素也并不容易。聚类分析有助于解决这些问题,一般可先将因素聚类,然后从每一类中挑选最有代表性的因素作自变量。此外,在建立回归方程时,也常先聚类,然后对每一类分别建立回归方程,这比一个总的回归方程的稳定度要高。

(4)判别分析是根据观测到的某些指标对所研究的对象进行分类的一种统计分析方法。为了建立判别函数,必须要有足够多的已知其分类的训练样品。

(5)不论哪种方法所得的判别函数,其判别效果的考核,必须既有回顾性又要有前瞻性的考核,而且主要视前瞻性考核而定。

(钟海军)

习　题

软件演习:SPSS软件与聚类分析和判别分析

附　录
统计用表